江苏联合职业技术学院院本教材
江苏联合职业技术学院教材审定委员会审定
五年制高等职业教育护理专业建设特色教材

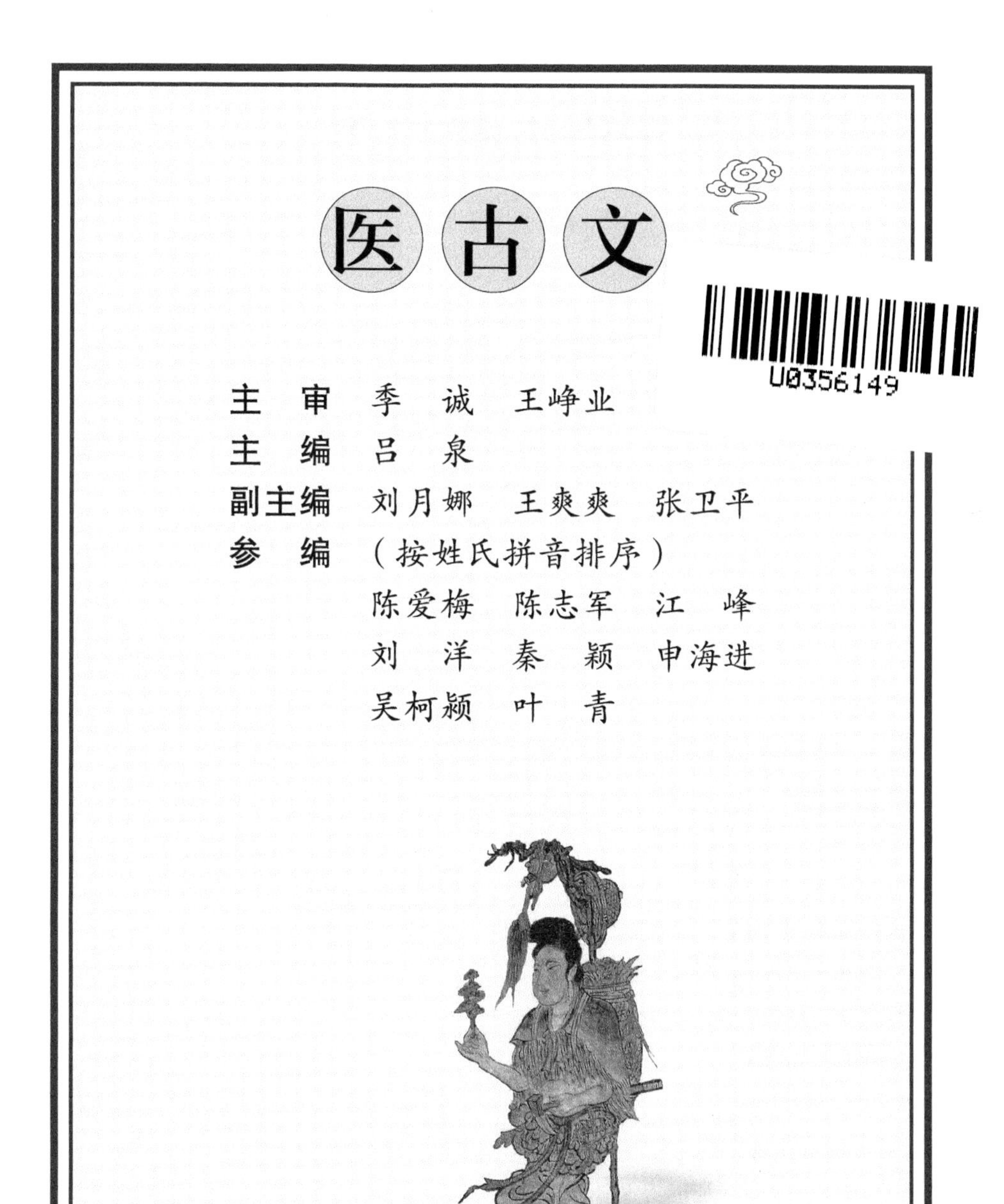

医古文

主　审　季　诚　王峥业
主　编　吕　泉
副主编　刘月娜　王爽爽　张卫平
参　编　（按姓氏拼音排序）
陈爱梅　陈志军　江　峰
刘　洋　秦　颖　申海进
吴柯颍　叶　青

苏州大学出版社
Soochow University Press

图书在版编目(CIP)数据

医古文/吕泉主编. —苏州：苏州大学出版社，2021.8(2024.1 重印)
ISBN 978-7-5672-3664-6

Ⅰ.①医… Ⅱ.①吕… Ⅲ.①医古文-职业教育-教材 Ⅳ.①R2-4

中国版本图书馆 CIP 数据核字(2021)第 148712 号

书　　名：医古文

主　　编：吕　泉
责任编辑：李寿春
助理编辑：郭　佼
装帧设计：刘　俊

出版发行：苏州大学出版社(Soochow University Press)
社　　址：苏州市十梓街 1 号　邮编:215006
印　　刷：江苏凤凰数码印务有限公司
邮购热线：0512-67480030
销售热线：0512-67481020

开　　本：787 mm×1 092 mm　1/16　**印张**：16.5　**字数**：333 千
版　　次：2021 年 8 月第 1 版
印　　次：2024 年 1 月第 2 次印刷
书　　号：ISBN 978-7-5672-3664-6
定　　价：45.00 元

苏州大学出版社营销部　电话：0512－67481020
苏州大学出版社网址　http：//www. sudapress. com
苏州大学出版社邮箱　sdcbs@ suda. edu. cn

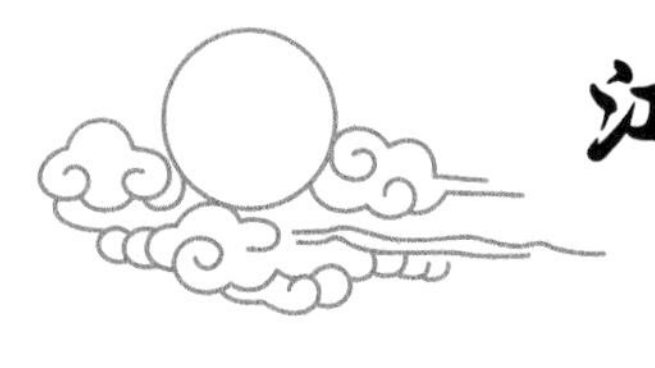

江苏联合职业技术学院院本教材出版说明

江苏联合职业技术学院成立以来，坚持以服务经济社会发展为宗旨、以促进就业为导向的职业教育办学方针，紧紧围绕江苏经济社会发展对高素质技术技能型人才的迫切需要，充分发挥“小学院、大学校”办学管理体制创新优势，依托学院教学指导委员会和专业协作委员会，积极推进校企合作、产教融合，积极探索五年制高职教育教学规律和高素质技术技能型人才成长规律，培养了一大批能够适应地方经济社会发展需要的高素质技术技能型人才，形成了颇具江苏特色的五年制高职教育人才培养模式，实现了五年制高职教育规模、结构、质量和效益的协调发展，为构建江苏现代职业教育体系、推进职业教育现代化做出了重要贡献。

面对新时代中国特色社会主义建设的宏伟蓝图，我国社会主要矛盾已经转化为人们日益增长的美好生活需要与发展不平衡不充分之间的矛盾，这就需要我们有更高水平、更高质量、更高效益的发展，实现更加平衡，更加充分的发展，才能全面建成社会主义现代化强国。五年制高职教育的发展必须服从服务于国家发展战略，以不断满足人们对美好生活需要为追求目标，全面贯彻党的教育方针，全面深化教育改革，全面实施素质教育，全面落实立德树人根本任务，充分发挥五年制高职贯通培养的学制优势，建立和完善五年制高职教育课程体系，健全德能并修、工学结合的育人机制，着力培养学生的工匠精神、职业道德、职业技能和就业创业能力，创新教育教学方法和人才培养模式，完善人才培养质量监控评价制度，不断提升人才培养质量和水平，努力办好人民满意的五年制高职教育，为决胜全面建成小康社会，实现中华民族伟大复兴的中国梦贡献力量。

教材建设是人才培养工作的重要载体，也是深化教育教学改革，提高教学质量的重要基础。目前，五年制高职教育教材建设规划性不足、系统性不强、特色不明显等问题一直制约着内涵发展、创新发展和特色发展的空间。为切实加强学院教材建设与规范管理，不断提高学院教材建设与使用的专业化、规范化和科学化水平，学院成立了教材建设与管理工作领导小组和教材审定委员会，统筹领导、科学规划学院教材建设与管理工作。制订了《江苏联合职业技术学院教材建设与使用管理办法》和《关于院本教材开发若干问题的意见》，完善了教材建设与管理的规章制度；每年滚动修订《五年制高等职业教育教材征订目录》，统一组织五年制高职教育教材的征订、采购和配送；编制了学院“十三五”院本教材建设规划，组织 18 个专业和公共基础课程协作委员会推进了院本教材开发，建立了一支院本教材开发、编写、审定队伍；创建了江苏五年制高职教育教材研发基地，与江苏凤凰职业教育图书有限公司、苏州大学出版社、北京理工大学出版社、南京大学出版社、上海交通大学出版社等签订了战略合作协议，协同开发独具五年制高职教育特色的院本教材。

今后一个时期，学院在推动教材建设和规范管理工作的基础上，紧密结合五年制高职教育发展新形势，主动适应江苏地方社会经济发展和五年制高职教育改革创新的需要，以学院 18 个专业协作委员会和公共基础课程协作委员会为开发团队，以江苏五年制高职教育教材研发基地为开发平台，组织具有先进教学思想和学术造诣较高的骨干教师，依照学院院本教材建设规划，重点编写出版约 600 本有特色、能体现五年制高职教育教学改革成果的院本教材，努力形成具有江苏五年制高职教育特色的院本教材体系。同时，加强教材建设质量管理，树立精品意识，制订五年制高职教育教材评价标准，建立教材质量评价指标体系，开展教材评价评估工作，设立教材质量档案，加强教材质量跟踪，确保院本教材的先进性、科学性、人文性、适用性和特色性建设。学院教材审定委员会组织各专业协作委员会做好对各专业课程**（含技能课程、实训课程、专业选修课程等）**教材进行出版前的审定工作。

本套院本教材较好地吸收了江苏五年制高职教育最新理论和实践研究成果，符合五年制高职教育人才培养目标定位要求。教材内容深入浅出，难易适中，突出“五年贯通培养、系统设计”专业实践技能经验积累培养，重视启发学生思维和培养学生运用知识的能力。教材条理清楚，层次分明，结构严谨，图表美观、文字规范，是一套专门针对五年制高职教育人才培养的教材。

学院教材建设与管理工作领导小组

学院教材审定委员会

2017 年 11 月

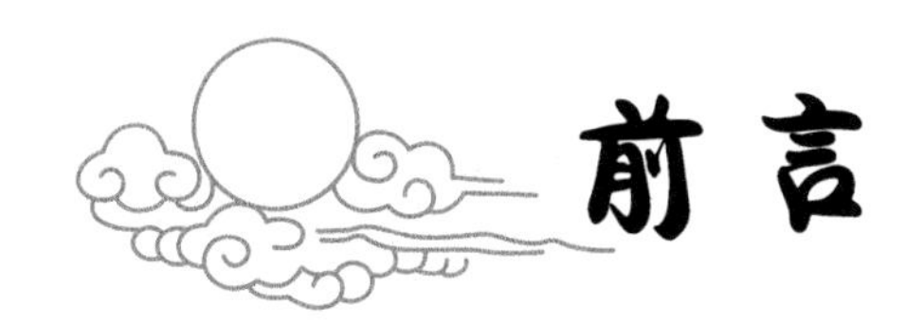

前言

医古文是研究古代中医药文献语言文化现象的一门学科，同时也是医药卫生院校对学生进行人文素质教育的基础课程。根据教育部《关于全面深化课程改革　落实立德树人根本任务的意见》（以下简称《意见》）精神，结合护理、中医学、中药学、药学、康复治疗技术等医药卫生类专业人才培养的要求，《医古文》编写组编写了本教材，以满足广大医药卫生院校中医药文化教育的需求。

本教材遵循《意见》提出的“要在发挥各学科独特育人功能的基础上，充分发挥学科间综合育人功能，开展跨学科主题教育教学活动，将相关学科的教育内容有机整合，提高学生综合分析问题、解决问题能力”要求，针对学生的心理特点和成长规律，发挥医古文“以文化人、以文育人”功能，努力提高其医学人文素养、研究性学习能力，为培养德智体美劳全面发展的复合型、创新型医药卫生技术技能人才发挥一定作用。

本教材以单元构成学习情境，每个单元有不同的中医药文化主题，为医古文教学由传统的填鸭式教学向学生自主的知识建构转变提供了文本基础。在这一个个学习情境中，学生可以以小组为单位，在自主合作探究中发现知识，提高能力。教师也可以从知识的权威者转变为知识的探讨者，在学生的学习中更多地充当指导者和参与者。

全书每个单元包括以下三个方面内容：

第一，文选部分，按照文体选编了反映中国传统医药学文化的古文。其中，“学习目标”既注重医古文阅读的“基础知识、基本能力”的培养，又注重其蕴含的“人文精神、思想道德、核心观点”的内化与外化。“文章导读”简述了作者生平及其成就，并提示文章大意。“重点字词”提炼了选文中需要重点理解的字词。基于学习目标，书中还设计了“问题磁场”“巩固练习”“资料链接”“探究活动”版块。“问题磁场”能够帮助学生加强对课内文本内容的深度学习；“巩固练习”能够帮助学生课后针对医古文基础知识和基本能力进行强化练习；“资料链接”能够提供学习素材，供师生在教学中参考；“探究活动”能够让学生通过合作探究的方式进行学习，以情境化活动促进情感态度与思政育人目标同向同行。

第二，基础知识部分，主要包括汉字、词汇、语法、音韵、修辞等传统“小学”知识。教材除了介绍基础理论之外，所举例子以中医药文献语言现象为主，力求突出实用性、专业性。对这部分内容进行系统学习对于理解医古文中的一些语言现象有着重要意义。

第三，研究性学习活动部分，按照主题分为“古文献中的名医”“说古谈今话医德”“只言片语见奇方”“序文之中谈贡献”“传统医学流派调查”五个活动。通过活动的开展，学生可以极大发挥学习的主动性，实现古代中医药优秀传统文化与现代医学职业精神的双向互动。

本教材编写分工如下：江苏联合职业技术学院常州卫生分院吕泉、刘月娜、王爽爽，连云港中医药分院张卫平负责第一单元以及教材基础知识、研究性学习活动部分的编写工作；常州卫生分院秦颖、吴柯颖负责第二单元文选的编写工作；常州卫生分院申海进、叶青负责第三单元文选的编写工作；连云港中医药分院陈爱梅、盐城生物工程分院陈志军负责第四单元文选的编写工作；常州卫生分院江峰、常州剑湖实验学校刘洋负责第五单元文选的编写工作；江苏联合职业技术学院护理专业协作委员会秘书长季诚、医药专业协作委员会秘书长王峥业担任本书主审；常州卫生分院吕泉担任主编，并负责统稿；常州卫生分院刘月娜、王爽爽，连云港中医药分院张卫平担任副主编。

本教材在编写过程中，得到了江苏联合职业技术学院护理专业协作委员会秘书长、南通卫生分院季诚教授的悉心指导，在此表示衷心的感谢。同时，苏州大学出版社李寿春、郭佼、焦统一等同志在教材编辑出版过程中，付出了大量劳动，在此一并表示感谢。

由于编者水平有限，本教材中有很多不足之处，敬请广大师生批评指正。

《医古文》编写组

2021年7月

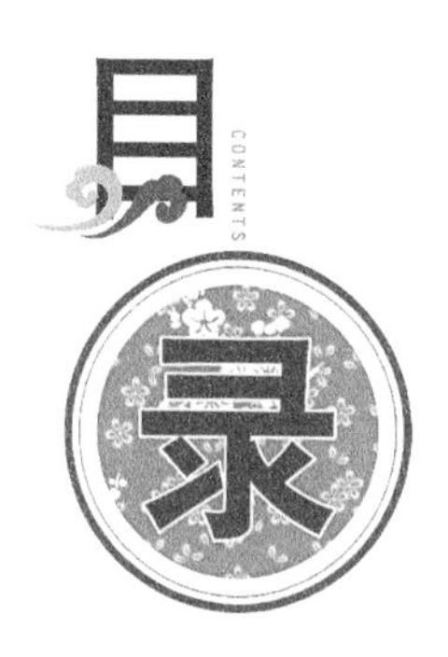
目
CONTENTS
录

第一单元

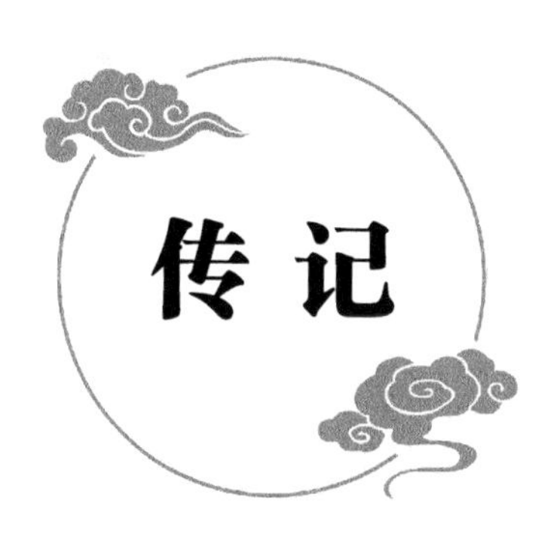

中国古代名医辈出，他们的事迹散见于史传散文、名人传记、笔记杂谈等。其内容无论是正说还是戏说，都为我们探寻他们的足迹留下了宝贵的材料。那些尘封的往事将在本单元逐一呈现。

本单元所选文章，以写人叙事为主，我们能够从文字记载中了解中国古代名医的风采，并提高自己的古文阅读理解和研究学习能力。

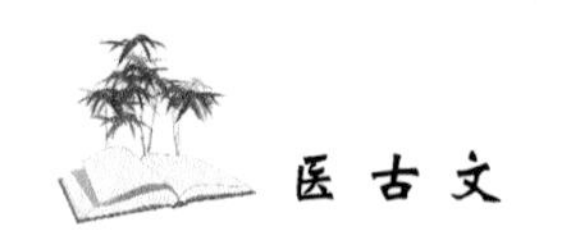

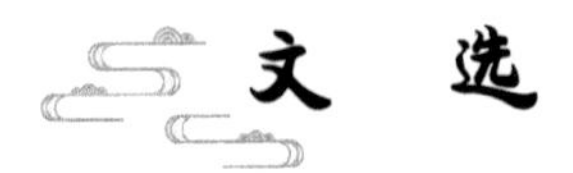
文　选

扁鹊传

学习目标

1. 理解文中通假字，概述扁鹊治病的三个医案。
2. 分析扁鹊形象，举例说明扁鹊在医学史上的贡献。
3. 探究“六不治”思想对构建和谐医患关系的现实意义。

文章导读

文章节选自《史记》，中华书局1997年版。司马迁出生于公元前145年，卒年不详，一说为公元前90年。司马迁，字子长，是我国历史上杰出的史学家和文学家。《史记》或称《太史公书》《太史公记》，一开始是史书的通称，从三国开始，才逐渐成为《太史公书》的专用名称。《史记》是一部贯穿古今的纪传体通史，从黄帝时期开始，一直写到汉武帝元狩元年（公元前122年），记载了我国三千多年的历史。全书分为十二篇本纪、十篇表、八篇书、三十篇世家、七十篇列传，共一百三十篇。司马迁根据历代传说，选取扁鹊行医事迹，塑造了在老百姓心目中享有美誉、颇受爱戴的名医扁鹊的形象。扁鹊医学技术高超，是古代的全科医生，尤其精通脉学，他的事迹反映了我国先秦时期的医学成就。

重点字词

上池之水、五藏、精神、邪气、俞跗、汤液醴灑、镵石挢引、案扤毒熨、揲荒爪幕、尸蹶、三阳五会、汤熨、六不治

扁鹊[1]者，勃海郡郑人也，姓秦氏，名越人。少时为人舍长[2]。舍客长桑君[3]过，扁鹊独奇之，常谨遇[4]之。长桑君亦知扁鹊非常人也。出入十余年，乃呼扁鹊私坐，间与语曰[5]:“我有禁方，年老，欲传与公，公毋泄。”扁

鹊曰："敬诺。"[6]乃出其怀中药予扁鹊："饮是以上池之水[7]，三十日当知物矣。"乃悉取其禁方书尽与扁鹊。忽然不见，殆非人也。扁鹊以其言饮药三十日，视见垣一方人[8]。以此视病，尽见五藏[9]症结，特以诊脉为名耳。为医或在齐，或在赵。在赵者名扁鹊。

问题磁场

你知道"上池之水"有哪几种不同的解释？如何看待扁鹊"视见垣一方人"？

[1] 扁鹊：传说黄帝时期有名医扁鹊。这里是指战国时期的扁鹊，即秦越人。

[2] 舍长：客馆的管理人员。

[3] 长桑君：长桑，复姓。君，尊称。

[4] 遇：对待。

[5] 间与语曰：悄悄地告诉扁鹊说。间，秘密地、悄悄地。语，告诉。

[6] 敬诺：恭敬地答应。

[7] 上池之水：未曾沾到地面的水。

[8] 视见垣（yuán）一方人：看到墙另外一边的人。垣，墙。

[9] 五藏：指心肝脾肺肾。藏，通"脏"。

当晋昭公时，诸大夫疆而公族[10]弱，赵简子[11]为大夫，专国事。简子疾，五日不知人，大夫皆惧，于是召扁鹊。扁鹊入，视病，出，董安于问扁鹊，扁鹊曰："血脉治也，而何怪？昔秦穆公尝如此，七日而寤。今主君之病与之同，不出三日必间，间必有言也。"居二日半，简子寤。

问题磁场

查找资料，此处选文省略了哪些内容？分析赵简子因何而病？

[10] 公族：国君的亲族。

[11] 赵简子：春秋时期晋国的卿相，名赵鞅。

其后扁鹊过虢[12]。虢太子死，扁鹊至虢宫门下，问中庶子[13]喜方者曰："太子何病，国中治穰[14]过于众事？"中庶子曰："太子病血气不时，交错而不得泄，暴发于外，则为中害[15]。精神不能止邪气，邪气畜积而不得泄，是以阳缓而阴急，故暴蹶而死。"扁鹊曰："其死何如时？"曰："鸡鸣至今。"曰："收[16]乎？"曰："未也，其死未能半日也。""言臣齐勃海秦越人也，家在于郑，未尝得望精光，侍谒于前也。闻太子不幸而死，臣能生之。"中庶子曰："先生得无诞之乎？[17]何以言太子可生也！臣闻上古之时，医有俞跗，治病不以汤液醴灑[18]，镵石挢引[19]，案

问题磁场

俞跗医术的介绍有何文化价值？解释文章中"阴""阳"的不同内涵。

抏毒熨[20]，一拨见病之应，因五藏之输，乃割皮解肌，诀脉结筋，搦髓脑[21]，揲荒爪幕[22]，湔浣肠胃，漱涤五藏，练精易形。先生之方能若是，则太子可生也；不能若是，而欲生之，曾不可以告咳婴之儿。”终日，扁鹊仰天叹曰：“夫子之为方也，若以管窥天，以郄视文。越人之为方也，不待切脉、望色、听声、写形，言病之所在。闻病之阳，论得其阴；闻病之阴，论得其阳。病应见于大表，不出千里，决者至众，不可曲止也。子以吾言为不诚，试入诊太子，当闻其耳鸣而鼻张，循其两股，以至于阴，当尚温也。”中庶子闻扁鹊言，目眩然而不瞚[23]，舌挢然而不下，乃以扁鹊言入报虢君。

[12] 虢（guó）：春秋时期的国名。大概在今天的河南省陕县一带。

[13] 中庶子：负责王室庶子教育工作的官员。

[14] 禳（ráng）：通“禳”，向鬼神祈祷以消除灾祸的祭祀活动。

[15] 中害：由内脏引起的暴病内病，内脏受到损害。

[16] 收：收殓。

[17] 先生得无诞之乎：先生，您不会欺骗我吧？诞，欺骗。

[18] 醴（lǐ）灑（shī）：酒剂。灑，通“釃”，滤过的酒。

[19] 挢（jiǎo）引：导引。

[20] 案抏（wù）：按摩。毒熨（yùn）：用药物加热熨贴。

[21] 搦（nuò）髓脑：按治髓脑。搦，按也。

[22] 揲（shé）荒爪幕：触动膏肓，疏理膈膜。揲，持也。荒，膏肓。爪，同“抓”，疏理。

[23] 目眩然而不瞚（shùn）：眼睛发直而不能转动。眩然，目呆的样子。瞚，同“瞬”，眨眼。

虢君闻之，大惊，出见扁鹊于中阙，曰：“窃闻高义之日久矣，然未尝得拜谒于前也。先生过小国，幸而举之[24]，偏国寡臣幸甚。有先生则活，无先生则弃捐填沟壑[25]，长终而不得反。”言未卒，因嘘唏服臆[26]，魂精泄横，流涕长潸，忽忽承映[27]，悲不能自止，容貌变更。扁鹊曰：“若太子病，所谓‘尸蹶’者也。太子未死也。”

扁鹊乃使弟子子阳厉针砥石[28]，以取外三阳五会。有间，太子苏。乃使子豹为五分之熨，以八减之齐[29]和煮之，以更熨两胁下。太子起坐。更适阴阳，但服汤二旬而复故。故天下尽以扁鹊为能生死人。扁鹊曰："越人非能生死人也，此自当生者，越人能使之起耳。"

[24] 举之：救助他。

[25] 无先生则弃捐填沟壑：没有您的救治，太子的尸首就要填在沟里了。

[26] 嘘唏服（bì）臆（yì）：形容伤心悲痛的样子。嘘唏，叹息。服臆，屏住气。

[27] 承睞（jié）：眼泪挂在睫毛上。睞，同"睫"，睫毛。

[28] 厉针砥（dǐ）石：在磨石上磨针。厉，通"砺"，磨。

[29] 八减之齐（jì）：八减方的药剂。八减方，传说为古代的一种药方。一说为百分之八十的剂量。

扁鹊过齐，齐桓侯客之。入朝见，曰："君有疾在腠理，不治将深。"桓侯曰："寡人无疾。"扁鹊出，桓侯谓左右曰："医之好利也，欲以不疾者为功。"后五日，扁鹊复见，曰："君有疾在血脉，不治恐深。"桓侯曰："寡人无疾。"扁鹊出，桓侯不悦。后五日，扁鹊复见，曰："君有疾在肠胃间，不治将深。"桓侯不应。扁鹊出，桓侯不悦。后五日，扁鹊复见，望见桓侯而退走。桓侯使人问其故。扁鹊曰："疾之居腠理也，汤熨之所及也；在血脉，针石之所及也；其在肠胃，酒醪之所及也；其在骨髓，虽司命[30]无奈之何！今在骨髓，臣是以无请也。"后五日，桓侯体病，使人召扁鹊，扁鹊已逃去。桓侯遂死。

[30] 司命：掌管人生死的神。

使圣人预知微，能使良医得蚤[31]从事，则疾可已，身可活也。人之所病，病疾多；而医之所病，病道少。故病有六不治：骄恣不论于理，一不治也；轻身重财，二不治也；衣食不能适，三不治也；阴阳并，藏气不定，四不治也；形羸[32]不能服药，五不治也；信巫不信医，六不治也。有此一者，则重难治也。

问题磁场

"六不治"是扁鹊的观点还是司马迁的观点？你是否赞同？

[31] 蚤：通"早"，早些。

[32] 羸（léi）：瘦弱。

扁鹊名闻天下。过邯郸，闻贵妇人，即为带下医[33]；过雒阳，闻周人爱老人，即为耳目痹医[34]；来入咸阳，闻秦人爱小儿，即为小儿医：随俗为变[35]。秦太医令李醯自知伎[36]不如扁鹊也，使人刺杀之。至今天下言脉者，由扁鹊也。

[33] 带下医：妇科医生。
[34] 耳目痹（bì）医：治疗耳病、目病、痹病的医生。
[35] 随俗为变：随着各地风俗的不同而改变行医的重点。
[36] 伎：通“技”，技能。

巩固练习

一、选择题

1. “常谨遇之”中“遇”的意思是（　　）。
A. 遇见　B. 对待　C. 见面　D. 求见
2. “视见垣一方人”中“垣”的意思是（　　）。
A. 矮墙　B. 土堆　C. 土坡　D. 隔断
3. “先生得无诞之乎”中“诞”的意思是（　　）。
A. 诞生　B. 荒诞　C. 通“旦”　D. 欺骗
4. “国中治穰过于众事”中“治”的意思是（　　）。
A. 举行　B. 治理　C. 正常　D. 攻治
5. “不可曲止也”中“曲”的意思是（　　）。
A. 弯曲　B. 详尽　C. 迂回　D. 隐蔽
6. “目眩然而不瞚”中“瞚”的意思是（　　）。
A. 眨眼　B. 一会儿　C. 闭眼　D. 睁开眼
7. “扁鹊乃使弟子子阳厉针砥石”中“厉”的意思是（　　）。
A. 针灸的一种　B. 锋利　C. 研磨　D. 厉害
8. “过邯郸，闻贵妇人”中“贵”的意思是（　　）。
A. 尊重　B. 有地位的　C. 有财产的　D. 有影响的

二、填空题

1. “视见垣一方人”中的“垣”读________，意思是________。
2. “闻病之阳”中的“阳”是指________，“论得其阴”中的“阴”是指________。
3. “曾不可以告咳婴之儿”中的“咳”同________，意思是________。
4. “随俗为变”的意思是____________________。

三、改错题

1. “常谨遇之”中的“谨”表示“谨慎”的意思。
2. “公毋泄”中的“毋”是“没有”的意思。
3. “视见垣一方人”中的“垣”是“土堆”的意思。
4. “其后扁鹊过虢”中的“过”是“路过”的意思。
5. “鸡鸣至今”中的“鸡鸣”是“鸡叫的时候”的意思。
6. “切脉、望色、听声、写形”中的“写形”谓“病人诉说病状”。
7. “不可曲止”表示“不会停止”的意思。

四、词义解释题

1. 间与语曰。　　语：
2. 殆非人也。　　殆：
3. 不可曲止也。　　曲：
4. 目眩然而不瞚。　　瞚：
5. 舌挢然而不下。　　挢然：
6. 出见扁鹊于中阙。　　中阙：
7. 曾不可告咳婴之儿。　　咳：
8. 切脉、望色、听声、写形。　　写形：
9. 因嘘唏服臆。　　服臆：
10. 流涕长潸。　　涕：
11. 汤熨之所及也。　　及：
12. 能使良医得蚤从事。　　蚤：
13. 闻贵妇人。　　贵：
14. 有此一者，则重难治也。　　重：
15. 由扁鹊也。　　由：

五、翻译题

1. 舍客长桑君过，扁鹊独奇之，常谨遇之。长桑君亦知扁鹊非常人也。出入十余年，乃呼扁鹊私坐。

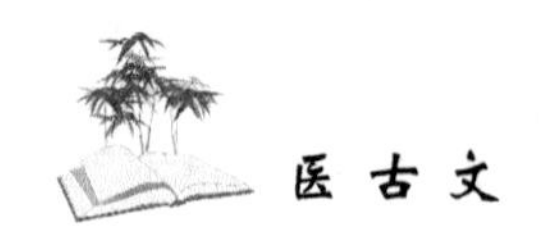

2. 扁鹊曰："血脉治也，而何怪？昔秦穆公尝如此，七日而寤。今主君之病与之同，不出三日必间，间必有言也。"居二日半，简子寤。

3. 闻病之阳，论得其阴；闻病之阴，论得其阳。病应见于大表，不出千里，决者至众，不可曲止也。

4. 使圣人预知微，能使良医得蚤从事，则疾可已，身可活也。人之所病，病疾多；而医之所病，病道少。

资料链接

鲁公扈、赵齐婴二人有疾，同请扁鹊求治。扁鹊治之。既同愈。谓公扈、齐婴曰："汝曩之所疾，自外而干府藏者，固药石之所已。今有偕生之疾，与体偕长，今为汝攻之，何如？"二人曰："愿先闻其验。"扁鹊谓公扈曰："汝志强而气弱，故足于谋而寡于断，齐婴志弱而气强，故少于虑而伤于专。若换汝之心，则均于善矣。"扁鹊遂饮二人毒酒，迷死三日，剖胸探心，易而置之，投以神药，即悟，如初，二人辞归。(选自《列子·汤问》)

扁鹊见蔡桓公，立有间，扁鹊曰："君有疾在腠理，不治将恐深。"桓侯曰："寡人无疾。”扁鹊出，桓侯曰：“医之好治不病以为功。”居十日，扁鹊复见，曰：“君之病在肌肤，不治将益深。”桓侯不应。扁鹊出，桓侯又不悦。居十日，扁鹊复见曰：“君之病在肠胃，不治将益深。”桓侯又不应。扁鹊出，桓侯又不悦。居十日，扁鹊望桓侯而还走。桓侯故使人问之，扁鹊曰：“疾在腠理，汤熨之所及也；在肌肤，针石之所及也；在肠胃，火齐之所及也；在骨髓，司命之所属，无奈何也。今在骨髓，臣是以无请也。”居五日，桓侯体痛，使人索扁鹊，已逃秦矣，桓侯遂死。（选自《韩非子·喻老》）

探究活动

《扁鹊传》以及扁鹊的传说故事蕴含哪些“大健康”医学观？查阅资料，以“美好生活需要‘大健康’”为主题，组织一次主题班会。

华佗传

学习目标

1. 复述文中华佗治病的医案，理解文中中医术语的文化内涵。
2. 从专业的角度分析医案中蕴含的科学道理。
3. 举例说明华佗的医学成就，在探究性学习中树立中医药文化自信。

文章导读

本文节选自《三国志》，中华书局点校本1959年版。《三国志》的作者是陈寿，他出生于公元233年，卒于公元297年。陈寿，字承祚，曾经在三国蜀和西晋初年担任官阁令史、著作郎等官职。《三国志》是反映东汉末年、三国时期历史的史书，与《史记》《汉书》《后汉书》合称前四史。《三国志》在体例上属于纪传体，文章叙事翔实，对历史人物评价客观公允。

本文主要记载了东汉末年杰出的医学家华佗的事迹和医学成就。华佗出生于公元145（?）年，卒于公元208（?）年，被曹操所杀。他是全科医生，尤擅长外科，是外科鼻祖。华佗发明的外科手术麻醉药——麻沸散，比欧洲人的麻醉剂早一千六百多年。在养生方面，华佗强调生命在于运动，首创运动体操“五禽戏”。另外，他还非常重视培养医学传人，吴普、樊阿等医学家都是他的学生。

重点字词

养性之术、七八壮、麻沸散、藏气、外实、内实、医曹吏、四物女宛丸、蒜齑大酢、腥物、头风、五禽之戏

华佗字元化，沛国谯[1]人也，一名旉[2]，游学徐土，兼通数经。沛相陈珪举孝廉[3]，太尉黄琬辟[4]，皆不就。晓养性之术，时人以为年且百岁而貌有壮容。又精方药，其疗疾，合汤不过数种，心解分剂，不复称量，煮熟便饮，语其节度，舍去辄愈。若当灸，不过一两处，每处不过七八壮，病亦应除。若当针，亦不过一两处，下针言“当引某许，若至，语人”。病者言“已到”，应便拔针，病亦行差。若病结积在内，针药所不能及，当须刳割者，便饮其麻沸散[5]，须臾便如醉死，无所知，因破取。病若在肠中，便断肠湔洗，缝腹膏摩，四五日差[6]，不痛，人亦不自寤，一月之间，即平复矣。

问题磁场

查找资料，结合文章内容，概括华佗在医学上的贡献。

[1] 谯（qiáo）：现在的安徽省亳（bó）州。

[2] 旉（fū）：“敷”的古字。

[3] 沛相陈珪举孝廉：沛国丞相推举华佗做官。举，推荐。孝廉，地方官荐举的人才。

[4] 太尉黄琬辟（bì）：太尉，汉代掌握军权的最高官职。辟，征召、任用。

[5] 麻沸散：华佗发明的一种麻醉剂。

[6] 差（chài）：通“瘥”，病愈。

故甘陵相夫人有娠六月，腹痛不安，佗视脉，曰：“胎已死矣。”使人手摸知所在，在左则男，在右则女。人云“在左”，于是为汤下之，果下男形，即愈。

问题磁场

如何看待文章中通过脉诊预测男女胎儿性别的故事。

县吏尹世苦四支烦，口中干，不欲闻人声，小便不利。佗曰：“试作热食，得汗则愈；不汗，后三日死。”即作热食，而不汗出，佗曰：“藏气[7]已绝于内，当啼泣而绝。”果如佗言。

[7] 藏气：五脏之气。

府吏兒寻、李延共止[8]，俱头痛身热，所苦正同。佗曰：“寻当下之，延当发汗。”或难其异，佗曰：“寻外实，

问题磁场

这则故事反映了什么中医思想？

延内实[9]，故治之宜殊。”即各与药，明旦并起。

［8］止：到来，指来就诊。
［9］外实：外部寒邪入侵而造成的疾病。内实：五脏六腑阳气过剩造成的疾病。

盐渎严昕与数人共候[10]佗，适至，佗谓昕曰：“君身中佳否？”昕曰：“自如常。”佗曰：“君有急病见于面，莫多饮酒。”坐毕归，行数里，昕卒[11]头眩堕车，人扶将还，载归家，中宿死。

［10］候：拜访。
［11］卒：通“猝”，突然。

故督邮顿子献得病已差，诣佗视脉，曰：“尚虚，未得复，勿为劳事[12]，御内即死。临死，当吐舌数寸。”其妻闻其病除，从百余里来省之，止宿交接，中间三日发病，一如佗言。

问题磁场

试从中医学角度分析顿子献死亡的原因。

［12］劳事：与“御内”“交接”同，都是指夫妻之间的性行为。

督邮徐毅得病，佗往省之。毅谓佗曰：“昨使医曹吏刘租针胃管[13]讫，便苦咳嗽，欲卧不安。”佗曰：“刺不得胃管，误中肝也，食当日减，五日不救。”遂如佗言。

［13］胃管：指胃脘部。管，通“脘”。

东阳陈叔山小男二岁，得疾，下利常先啼，日以羸困。问佗，佗曰：“其母怀躯，阳气内养，乳中虚冷，儿得母寒，故令不时愈。”佗与四物女宛丸[14]，十日即除。

［14］四物女宛丸：《外台秘要》记载有“四物女萎丸方”，治小儿乳中受寒，下利先啼。

彭城夫人夜之厕，虿螫[15]其手，呻呼无赖。佗令温汤近热，渍手其中，卒可得寐，但傍人数为易汤，汤令煖之，其旦即愈。

［15］虿螫（chài shì）：虿，蝎子一类的毒虫；螫，蜇。

军吏梅平得病，除名还家，家居广陵，未至二百里，止亲人舍。有顷。佗偶至主人许，主人令佗视平，佗谓平曰：“君早见我，可不至此。今疾已结，促去可得与家相见，五日卒。”应时归，如佗所刻[16]。

[16] 刻：预计。

佗行道，见一人病咽塞，嗜食而不得下，家人车载欲往就医。佗闻其呻吟，驻车，往视，语之曰：“向来道边有卖饼家，蒜齑[17]大酢，从取三升饮之，病自当去。”即如佗言，立吐蛇[18]一枚，县车边，欲造佗。佗尚未还，小儿戏门前，逆见[19]，自相谓曰：“似逢我公，车边病是也。”疾者前入坐，见佗北壁悬此蛇辈约以十数。

[17] 齑（jī）：粉末。
[18] 蛇：指一种寄生虫。
[19] 逆见：逆见，对面看见。逆，迎。

又有一郡守病，佗以为其人盛怒则差，乃多受其货而不加治，无何弃去，留书骂之。郡守果大怒，令人追捉杀佗。郡守子知之，属使勿逐。守瞋恚[20]既甚，吐黑血数升而愈。

问题磁场

查找资料，说说中医学中，脏腑、情志、五行之间存在什么关系？

[20] 瞋恚（chēn huì）：怒目愤恨。

又有一士大夫不快，佗云：“君病深，当破腹取。然君寿亦不过十年，病不能杀君，忍病十岁，寿俱当尽，不足故自刳裂。”士大夫不耐痛痒，必欲除之。佗遂下手，所患寻差，十年竟死。

广陵太守陈登得病，胸中烦懑，面赤不食。佗脉之曰：“府君胃中有虫数升，欲成内疽，食腥物[21]所为也。”即作汤二升，先服一升，斯须尽服之。食顷，吐出三升许虫，赤头皆动，半身是生鱼脍也，所苦便愈。佗曰：“此病后三期[22]当发，遇良医乃可济救。”依期果发动，时佗不在，如言而死。

[21] 腥物：未经烹煮的食物。
[22] 期：周年。

太祖闻而召佗，佗常在左右。太祖苦头风[23]，每发，心乱目眩。佗针鬲[24]，随手而差。

[23] 头风：类似神经性头痛病。
[24] 鬲（gé）：通“膈”，横膈膜。

李将军妻病甚，呼佗视脉。曰:“伤娠而胎不去。”将军言:“闻实伤娠，胎已去矣。”佗曰:“案脉，胎未去也。”将军以为不然。佗舍去，妇稍小差。百余日复动，更呼佗。佗曰:“此脉故事[25]有胎。前当生两儿，一儿先出，血出甚多，后儿不及生。母不自觉，旁人亦不寤，不复迎[26]，遂不得生。胎死，血脉不复归，必燥著母脊[27]，故使多脊痛。今当与汤，并针一处，此死胎必出。”汤针既加，妇痛急如欲生者。佗曰:“此死胎久枯，不能自出，宜使人探之。”果得一死男，手足完具，色黑，长可尺所。

[25] 故事：汉魏以来之熟语，犹今语中的“先例”。
[26] 迎：接生。
[27] 母脊：母体后腹部。

佗之绝技，凡此类也。

然本作士人，以医见业，意常自悔。后太祖亲理，得病笃重，使佗专视。佗曰:“此近难济，恒事攻治[28]，可延岁月。”佗久远家思归，因曰:“当得家书方[29]，欲暂还耳。”到家，辞以妻病，数乞期不反。太祖累书呼，又敕郡县发遣，佗恃能厌食事，犹不上道。太祖大怒，使人往检：若妻信病，赐小豆四十斛，宽假限日；若其虚诈，便收送之。于是传付许狱，考验首服[30]。荀彧请曰:“佗术实工，人命所县，宜含宥[31]之。”太祖曰:“不忧，天下当无此鼠辈耶?”遂考竟[32]佗。佗临死，出一卷书与狱吏，曰:“此可以活人。”吏畏法不受，佗亦不强，索火烧之。佗死后，太祖头风未除。太祖曰:“佗能愈此。小人养吾病，欲以自重，然吾不杀此子，亦终当不为我断此根原耳。”及后爱子仓舒病困，太祖叹曰:“吾悔杀华佗，令此儿强死也。”

问题磁场

文章中华佗之死的叙述与民间传说、小说记载有何不同？查找资料进行探究。

[28] 恒事攻治：长久慢慢攻克治疗。恒，长久。
[29] 当得家书方：回家拿医书。
[30] 考验首服：考验，用刑逼招。首服，承认有罪。
[31] 宥：宽恕。
[32] 考竟：在监狱处死。

初，军吏李成苦咳嗽，昼夜不寤，时吐脓血，以问佗。佗言:“君病肠痈，咳之所吐，非从肺来也。与君散两钱[33]，当吐二升余脓血讫，快自养，一月可小起，好自将爱，一年便健。十八岁当一小发，服此散，亦行复差。若不得此药，故当死。”复与两钱散，成得药去。五六岁，亲中人有病如成者，谓成曰：“卿今强健，我欲死，何忍无急去药[34]，以待不祥？先持贷我，我差，为卿从华佗更索。”成与之。已故到谯，适值佗见收，匆匆不忍从求。后十八岁，成病竟发，无药可服，以至于死。

[33] 钱：钱匕，量取药物的器具。

[34] 去（jǔ）药：收藏药物。去，通“弆”，收藏。

广陵吴普、彭城樊阿皆从佗学。普依准佗治，多所全济。佗语普曰：“人体欲得劳动，但不当使极尔。动摇则谷气得消，血脉流通，病不得生，譬犹户枢不朽是也。是以古之仙者为导引之事，熊颈鸱顾[35]，引挽腰体，动诸关节，以求难老。吾有一术，名五禽之戏：一曰虎，二曰鹿，三曰熊，四曰猿，五曰鸟。亦以除疾，并利蹄足，以当导引。体中不快，起作一禽之戏，沾濡汗出，因上着粉，身体轻便，腹中欲食。”普施行之，年九十余，耳目聪明，齿牙完坚。阿善针术。凡医咸言背及胸藏之间不可妄针，针之不过四分，而阿针背入一二寸，巨阙胸藏针下五六寸，而病辄皆瘳[36]。阿从佗求可服食益于人者，佗授以漆叶青黏散[37]。漆叶屑一升，青黏屑十四两，以是为率[38]，言久服去三虫[39]，利五藏，轻体，使人头不白。阿从其言，寿百余岁。漆叶处所[40]而有，青黏生于丰、沛、彭城及朝歌云。

[35] 熊颈鸱（chī）顾：熊颈，模仿熊之直立而引气。鸱顾，模仿鸟身体不动而头回顾的动作。

[36] 瘳（chōu）：痊愈。

[37] 漆叶青黏散：滋补身体的药方。漆叶，即漆树叶，可治虚劳，能杀虫。青黏，黄精的别名，能益精气，治风湿。

[38] 率：比率。

[39] 三虫：泛指人体寄生虫。

[40] 处所：房屋周围。

巩固练习

一、选择题

1. “府吏兒寻、李延共止”中“止”的意思是（　　）。

A. 停止　　B. 来到　　C. 去往　　D. 休息

2. “县吏尹世苦四支烦，口中干”中“苦”的意思是（　　）。

A. 因……而痛苦　　B. 疾苦　　C. 劳苦　　D. 患病

3. 在“煮熟便饮，语其节度，舍去辄愈”中“辄”的意思是（　　）。

A. 立刻　　B. 往往　　C. 迅速　　D. 就

4. “应便拔针，病亦行差”中“应”的意思是（　　）。

A. 反应　　B. 立即　　C. 应该　　D. 疗效

5. 下列句子中字的解释不正确的一项是（　　）。

A. 沛相陈珪举孝廉　举：推荐　　B. 人命所县，宜含宥之　县：郡县

C. 太祖苦头风　苦：因……而痛苦　　D. 佗亦不强，索火烧之　强：勉强

6. 下列选项中，全都表现华佗医术高明的一组是（　　）。

A. 年且百岁而貌有壮容/佗之绝技，凡此类也

B. 太祖亲理，得病笃重/佗针鬲，随手而差

C. 语其节度，舍去辄愈/吾悔杀华佗，令此儿强死也

D. 一月之间，即平复矣/吏畏法不受，佗亦不强

7. 下列对文中所选词语的相关内容的解说，不正确的一项是（　　）。

A. 游学，指离家到远处求学。游学精神可溯源于春秋战国时期，道家追求的逍遥游是现代游学的始源

B. 孝廉，汉代选举官员的科目。汉代推举孝悌、清廉之士的察举制，与征辟相反，它是自下而上地选拔官员

C. 士人，文中指读书人。在崇儒社会，读书人普遍把《礼记·大学》中提出的“修齐治平”作为理想

D. 郡县，行政区划名。郡县制是古代中国在中央集权体制下，实行郡、县两级管理的地方行政制度

8. 下列对原文有关内容的概括和分析，不正确的一项是（　　）。

A. 华佗精通方药，谙熟于心。他治疗疾病，所配药汤剂并不多；且对所用药物，心中能估算出分量，不用再称量

B. 华佗医术高明，精于辨证。给病症相同的兒寻、李延治病时，他能准确辨别二人不同的病因，分别采取不同的治疗方法

C. 华佗医者仁心，主动救治。在路上偶然遇到患者，他主动前去救治，让患者

饮用三升蒜泥和酸醋的混合液，最终治好了患者

D. 华佗不畏强权，身死狱中。他为太祖治病，回家却延期不返，在郡县多次写信召而无果后，惹怒太祖，被拷问致死

二、翻译题

1. 四五日差，不痛，人亦不自寤，一月之间，即平复矣。

2. 荀彧请曰:“佗术实工，人命所县，宜含宥之。”

3. 佗行道，见一人病咽塞，嗜食而不得下，家人车载欲往就医。

4. 佗曰:“此近难济，恒事攻治，可延岁月。”

三、问答题

1. 华佗被曹操杀害的原因是什么?

2. 怎样理解“然本作士人，以医见业，意常自悔”这段话？

资料链接

人有见山阳太守广陵刘景宗说，数见华佗，见其疗病平脉之候，其验若神。琅邪刘勋为河内太守，有女年几二十，左脚膝里上有疮，痒而不痛。创发数十日愈，愈已复发，如此七八年，迎佗使视。佗曰：“易疗之。当得稻糠色犬一头，好马二匹。”以绳系犬颈，使走马牵犬。马极辄易，计马走犬三十余里，犬不能行，复令步人拖曳，计向五十余里。乃以药饮女，女即安卧不知人。因取犬断腹，近后脚之前，所断之处，向创口令去三二寸停之。须臾，有若蛇者从创中出，便以铁锥横贯蛇头，蛇在皮中摇动良久，须臾不动，牵出，长三尺许，纯是蛇，但有眼处而无瞳子，又逆鳞耳。以膏散著创中，七日愈。又有人苦头眩，头不得举，目不得视，积年。佗使悉解衣倒悬，令头去地一二寸，濡布拭身体，令周匝，候视诸脉，尽出五色。佗令弟子数人以铍刀决脉，五色血尽，视赤血出乃下，以膏摩，被覆，汗出周匝，饮以亭苈犬血散，立愈。又有妇人长病经年，世谓寒热注病者也。冬十一月中，佗令坐石槽中，且（旦）用寒水汲灌，云当满百。始七八灌，战欲死，灌者惧，欲止，佗令满数。至将八十灌，热气乃蒸出，嚣嚣高二三尺。满百灌，佗乃然火温床，厚覆良久，汗洽出著粉，汗糁便愈。又有人病腹中半切痛，十余日中，须眉堕落。佗曰：“是脾半腐，可刳腹养疗也。”佗便饮药令卧，破腹视，脾半腐坏。刮去恶肉，以膏傅创，饮之药，百日平复也。

又有人病脚躄不能行，佗切脉，便使解衣，点背数十处，相去一寸或五寸，从邪不相当，言灸此各七壮，灸创愈即行也。后灸愈，灸处夹脊一寸上下行，端直均调如引绳也。吴普从佗学，微得其方。魏明帝呼之，使为禽戏，普以年老手足不能相及，粗以其法语诸医。普今年将九十，耳不聋，目不冥，牙齿完坚，饮食无损。

青黏者，一名地节，一名黄芝，主理五藏，益精气，本出于迷入山者，见仙人服之，以告佗。佗以为佳，语阿，阿又秘之。近者人见阿之寿而气力强盛，怪之，遂责所服食，因醉乱，误道之。法一施，人多服者，皆有大验。（《后汉书·华佗别传》）

华佗洞晓医方，年百余岁，貌有壮容。关羽镇襄阳，与曹仁相拒，中流矢，矢镞入骨，佗为之刮骨去毒。后为曹操所杀。（《襄阳府志》）

探究活动

《华佗别传》中记载：“吴普从佗学，微得其方。魏明帝呼之，使为禽戏，普以年老手足不能相及，粗以其法语诸医。普今年将九十，耳不聋，目不冥，牙齿完坚，饮食无损。”这一段话说明了什么？请结合体育与健康课上“五禽戏”的相关教学内容，以“五禽戏的流传”为话题，进行小组合作，搜集资料，制作PPT，在班级内交流分享。

皇甫谧传

学习目标

1. 复述皇甫谧的事迹，说出文中典故的文化内涵。
2. 熟读文章，感受魏晋时期人物形象的时代风范。
3. 领会皇甫谧的生死观以及终身不仕的人生信念，分析其进步性。

文章导读

文章节选自《晋书》，中华书局点校本1959年版。《晋书》由唐代房玄龄等人编撰。《晋书》内容从三国时期司马懿开始，一直记载到晋恭帝元熙二年（420年），包括两晋（西晋、东晋）历史。另外，《晋书》还采用“载记”的形式记载了十六国历史。全书共一百三十卷，包括十卷帝纪、二十卷志、七十卷列传、三十卷载记。《皇甫谧传》是《列传第二十一》中内容。皇甫谧出生于公元215年，卒于公元282年，幼名静，字士安，自号玄晏先生，他是东汉名将皇甫嵩的曾孙，安定郡朝那县（今甘肃省灵台县）人。他一生以医为业，后患风痹。晋武帝时多次征召不就。他的著作《针灸甲乙经》是我国第一部针灸学专著。他还编撰了《高士传》《逸士传》《列女传》《元晏先生集》等书，在中国文学史上也颇有名气。鉴于他在针灸学史上有很高的地位，被誉为“针灸鼻祖”。

重点字词

出后、三牲、卜邻、感激、稼穑、风痹疾、没齿、喑聋、既冠、皋陶振褐、致灾速祸、疾疢、更旌瑰俊

皇甫谧字士安，幼名静，安定朝那人，汉太尉嵩之曾孙也。出后叔父[1]，徙居新安。年二十，不好学，游荡无

度，或[2]以为痴。尝得瓜果，辄进所后叔母任氏，任氏曰："《孝经》云：'三牲之养，犹为不孝。'汝今年余二十，目不存教，心不入道，无以慰我。"因叹曰："昔孟母三徙以成仁，曾父烹豕以存教，岂我居不卜[3]邻，教有所阙[4]，何尔鲁钝之甚也！修身笃学[5]，自汝得之，于我何有！"因对之流涕。谧乃感激[6]，就乡人席坦受书，勤力不怠。居贫，躬自稼穑[7]，带经而农，遂博综典籍百家之言。沉静寡欲，始有高尚之志，以著述为务，自号玄晏先生。著《礼乐》《圣真》之论。后得风痹疾，犹手不辍卷。

[1] 出后叔父：过继给叔父。出后，过继。
[2] 或：有人。
[3] 卜：选择。
[4] 阙：通"缺"，缺失。
[5] 修身：修身养心。笃学：专心学习。
[6] 感激：感动激奋。
[7] 躬自：亲自。稼穑：从事农业劳动。

或劝谧修名[8]广交，谧以为非圣人孰能兼存出处[9]，居田里之中亦可以乐尧、舜之道，何必崇接世利，事官[10]鞅掌，然后为名乎？作《玄守论》以答之，曰："或谓谧曰：'富贵，人之所欲，贫贱，人之所恶，何故委形[11]待于穷[12]而不变乎？且道之所贵者，理世[13]也；人之所美者，及时[14]也。先生年迈齿变，饥寒不赡[15]，转死沟壑，其谁知乎？'谧曰：'人之所至惜者，命也；道之所必全者，形也；性形所不可犯者，疾病也。若扰全道[16]以损性命，安得去贫贱存所欲哉？吾闻食人之禄者怀人之忧，形强犹不堪，况吾之弱疾乎！且贫者，士之常，贱者，道之实[17]。处常得实，没齿[18]不忧，孰与[19]富贵扰神耗精者乎！又生为人所不和，死为人所不惜，至矣！喑聋之徒，天下之有道者也[20]。夫一人死而天下号者，以为损也；一人生而四海笑者，以为益也。然则号笑非益死损生也。是以至道不损，至德不益。何哉？体[21]足[22]也。如回天下之念，以追损生之祸，运[23]四海之心，以广非益之病，岂道德之至乎！夫唯无损，则至坚矣；夫唯无益，则至厚矣。坚，故终不损，厚，故终不薄。苟能

问题磁场

如何看待皇甫谧在《玄守论》中所表达的思想？

问题磁场

如何理解"至道不损，至德不益"？

体[24]坚厚之实，居[25]不薄之真，立乎损益之外，游乎形骸之表，则我道全矣。'" 遂不仕。

[8] 修名：端正名分。此指出仕任职。
[9] 出处：出仕为官和居家为民。
[10] 事官：从事官务。
[11] 委形：犹"委身"，置身，寄身。
[12] 穷：不得志。
[13] 理世：治世。
[14] 及时：逢时，指得到有利时机。
[15] 赡：富足。
[16] 扰全道：扰乱保全身体之道。
[17] 实：本质，实质。
[18] 没齿：终身。
[19] 孰与：与……相比，哪一种更好。
[20] 喑（yīn）聋之徒，天下之有道者也：对外事哑口不言和充耳不闻之人，才是天底下得道之人。
[21] 体：此指道德。
[22] 足：完备，完美。
[23] 运：扭转。
[24] 体：体察，领悟。
[25] 居：安处。

耽[26]玩典籍，忘寝与食，时人谓之"书淫"。或有箴[27]其过笃[28]，将损耗精神。谧曰："朝闻道，夕死可矣，况命之修短分定[29]悬天乎！"

问题磁场

"朝闻道，夕死可矣"语出何处，如何理解？

[26] 耽：酷爱。
[27] 箴（zhēn）：劝告，规劝。
[28] 过笃：过于专心。
[29] 分定：本分所定，命定。

叔父有子既冠[30]，谧年四十丧所生后母，遂还本宗。

城阳太守梁柳，谧从姑子也。当之官[31]，人劝谧饯之[32]。谧曰："柳为布衣[33]时过[34]吾，吾送迎不出门，食不过盐菜。贫者不以酒肉为礼。今作郡而送之，是贵[35]城阳太守而贱[36]梁柳，岂中[37]古人之道，是非吾心所安也。"

[30] 既冠：已经成人。
[31] 之官：赴任。
[32] 饯之：为他设酒食送行。

［33］布衣：平民的代称。
［34］过：拜访。
［35］贵：认为……尊贵，意动用法。
［36］贱：认为……低贱，意动用法。
［37］中：符合。

…………

其后武帝频下诏敦逼不已，谧上疏自称草莽臣，曰："臣以尫[38]弊[39]，迷于道趣[40]，因疾抽簪[41]，散发林皐，人纲[42]不闲[43]，鸟兽为群。陛下披榛采兰，并收蒿艾。是以皋陶振褐[44]，不仁者远。臣惟[45]顽蒙，备食晋粟，犹识唐人击壤[46]之乐，宜赴京城，称寿阙外。而小人无良[47]，致灾速[48]祸，久婴[49]笃疾[50]，躯半不仁[51]，右脚偏小，十有九载。又服寒食药，违错节度，辛苦荼毒，于今七年。隆冬裸袒食冰，当暑烦闷，加之咳逆，或若温疟，或类伤寒，浮气流肿，四肢酸重。于今困劣，救命呼噏[52]，父兄见出，妻息长诀。仰迫天威[53]，扶舆就道，所苦加焉，不任进路[54]，委身待罪，伏枕叹息。臣闻《韶》《卫》不并奏，《雅》《郑》不兼御[55]，故郤子入周，祸延王叔；虞丘称贤，樊姬掩口。君子小人，礼不同器，况臣糠䴬[56]，糅之彫胡！庸夫锦衣，不称其服也。窃闻同命之士[57]，咸以[58]毕到，唯臣疾疢[59]，抱衅[60]床蓐，虽贪明时，惧毙命路隅。设[61]臣不疾，已遭尧、舜之世，执志箕山，犹当容之。臣闻上有明圣之主，下有输实[62]之臣；上有在[63]宽之政，下有委情[64]之人。唯[65]陛下留神垂恕[66]，更旌瑰俊[67]，索隐于傅岩，收钓于渭滨，无[68]令泥滓[69]久浊清流[70]。"谧辞切言至，遂见[71]听许。

问题磁场

如何理解皇甫谧所处时代服食寒食药的社会风气？

［38］尫（wāng）：瘦弱。
［39］弊：衰弱，疲困。
［40］道趣：学术旨趣。
［41］抽簪：指弃官隐居。
［42］人纲：人伦纲纪。
［43］闲：同"娴"，熟悉。
［44］振褐：抖掉布衣上的尘土。
［45］惟：虽然。

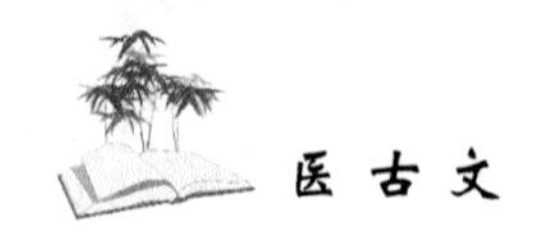

[46] 击壤（rǎng）：古代的一种投掷类游戏。
[47] 无良：无善德。
[48] 速：招致。
[49] 婴：遭受，缠绕。
[50] 笃疾：重病。
[51] 不仁：麻木没有感觉。
[52] 呼噏（xī）：呼吸，比喻时间短促，此指急迫。
[53] 天威：帝王的威严。
[54] 任进路：不能胜任进身之路。进，进身。
[55] 御：使用。
[56] 糠𪎊（kuàng）：谷糠麦麸，比喻自己才智低劣。
[57] 同命之士：同时拜官之人。命，受命。
[58] 以：通“已”，已经。
[59] 疢（chèn）：热病，此泛指疾病。
[60] 抱衅：指负罪。衅，罪过。
[61] 设：假使。
[62] 输实：竭尽忠诚。
[63] 在：存问，慰问。
[64] 委情：倾注全心。
[65] 唯：希望。
[66] 垂恕：施予宽恕。
[67] 更旌（jīng）瑰俊：再选拔杰出的人才。
[68] 无：通“毋”，不要。
[69] 泥滓（zǐ）：比喻自己。
[70] 清流：比喻贤才。
[71] 见：被。

岁余，又举贤良方正，并不起。自表就帝借书，帝送一车与之。谧虽羸疾，而披阅不怠。初服寒食散，而性与之忤，每委顿不伦[72]，尝悲恚，叩刃欲自杀，叔母谏之而止。

[72] 委顿不伦：常常困乏而疲惫不堪。

…………

咸宁初，又诏曰：“男子皇甫谧沉静履素，守学好古，与流俗异趣，其以谧为太子中庶子。”谧固辞笃疾。帝初虽不夺其志，寻复发诏征为议郎，又召补著作郎。司隶校尉刘毅请为功曹，并不应。著论为葬送之制，名曰：《笃终》。

…………

而竞不仕。太康三年卒，时年六十八。子童灵、方回等遵其遗命。

谧所著诗、赋、诔、颂[73]、论[74]、难[75]甚多，又撰《帝王世纪》《年历》《高士》《逸士》《列女》等传、《玄晏春秋》，并重于世。门人挚虞、张轨、牛综、席纯，皆为晋名臣。

[73] 颂：颂扬功德之文。
[74] 论：辩说道理之文。
[75] 难：驳诘责难之文。

巩固练习

一、选择题

1. 在“况臣糠麱，糅之彫胡”中“糅”的意思是（　　）。

A. 粉碎　　B. 细米　　C. 混杂　　D. 粗粮

2. 下列画横线的字属于什么用法？

A. 名词作动词　　B. 使动用法　　C. 意动用法　　D. 名词作状语

E. 以上都不是

（1）人之所美者，及时也。（　　）

（2）居贫，躬自稼穑，带经而农。（　　）

（3）君子小人，礼不同器。（　　）

3. 下列画横线的词属于哪一种用法？

A. 同义词连用　　B. 偏义词

C. 两个词义不同的单音词　　D. 成语典故

E. 一个复合词

（1）处常得实，没齿不忧。（　　）

（2）谧以为非圣人孰能兼存出处，居田里之中亦可以乐尧、舜之道。（　　）

（3）于今困劣，救命呼噏。（　　）

4. 下列对文中所选词语相关内容的解说，不正确的一项是（　　）

A. 《孝经》，中国古代儒家的伦理著作，历代儒家研习之重要作品。儒家十三经之一。

B. 难，是西汉东方朔首创的一种文体，是颂扬功德之文。

C. 疏，是大臣向皇帝提建议、意见的一种文体，如《谏太宗十思疏》中的“疏”。

D. 赋，是我国古代的一种文体，它讲究文采、韵律，兼具诗歌和散文的性质。

5. 下列对原文有关内容的概括和分析，不正确的一项是（　　）。

A. 皇甫谧有孝心，听教诲。他得到一些瓜果，就进呈给他的叔母任氏。任氏对他游荡不好学痛心到流泪，他倍受触动，听从教诲转而勤学不倦

B. 皇甫谧性淳朴，不附势。皇甫谧堂姑母的儿子梁柳做郡守将赴任，有人规劝他为梁柳设酒宴饯行，皇甫谧一如从前，不用酒肉，只用盐菜招待

C. 皇甫谧淡利禄，终不仕。尽管官府多次征召他任职，他始终拒绝赴任。甚至皇上频下诏书敦逼不已，他也言辞恳切予以谢绝。他一生都未做官

D. 皇甫谧乐写书，论著丰。皇甫谧年轻时就树立崇高志向，把写书作为自己的事业。他著述甚丰，作品体裁多样，很多作品都受到世人的重视和推崇

二、翻译题

1. 谧乃感激，就乡人席坦受书，勤力不怠。居贫，躬自稼穑，带经而农，遂博综典籍百家之言。

2. 柳为布衣时过吾，吾送迎不出门，食不过盐菜。贫者不以酒肉为礼。今作郡而送之，是贵城阳太守而贱梁柳，岂中古人之道，是非吾心所安也。

3. 隆冬裸袒食冰，当暑烦闷，加之咳逆，或若温疟，或类伤寒，浮气流肿，四肢酸重。于今困劣，救命呼噏，父兄见出，妻息长诀。

三、问答题

1. 文中皇甫谧不出仕的原因是什么？

2. “体足”的含义是什么？

3. 根据皇甫谧的观点，如何才能达到“道全”？

资料链接

玄晏先生以为存亡天地之定制，人理之必至也。故礼六十而制寿，至于九十，各有等差，防终以素，岂流俗之多忌者哉！吾年虽未制寿，然婴疢弥纪，仍遭丧难，神气损劣，困顿数类。常惧夭陨不期，虑终无素，是以略陈至怀。

夫人之所贪者，生也；所恶者，死也。虽贪，不得越期；虽恶，不可逃遁。人之死也，精歇开散，魂无不之，故气属于天；寄命终尽，穷体反真，故尸藏于地。是以神不存体，则与气升降；尸不久寄，与地合形。形神不隔，天地之性也；尸与土并，反真之理也。今生不能保七尺之躯，死何故隔一棺之土？然则衣衾所以秽尸，棺椁所以隔真，故桓司马石椁不如速朽；季孙玙璠比之暴骸；文公厚葬，《春秋》以为华元不臣；扬王孙亲土，《汉书》以为贤于秦始皇。如令魂必有知，则人鬼异制，黄泉之亲，死多于生，必将备其器物，用待亡者。今若以存况终，非即灵之意也，如其无知，则空夺生用，损之无益，而启奸心，是招露形之祸，增亡者之毒也。

夫葬者，藏也。藏也者，欲人之不得见也。而大为棺椁，备赠存物，无异于埋金路隅而书表于上也。虽甚愚之人，必将笑之。丰财厚葬以启奸心，或剖破棺椁，或牵

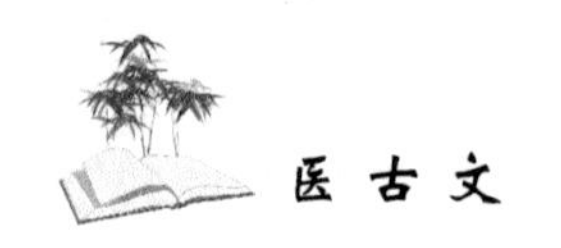

曳形骸，或剥臂捋金环，或扪肠求珠玉。焚如之形，不痛于是？自古及今，未有不死之人，又无不发之墓也。故张释之曰："使其中有欲，虽固南山犹有隙；使其中无欲，虽无石椁，又何戚焉！"斯言达矣，吾之师也。夫赠终加厚，非厚死也，生者自为也。遂生意于无益，弃死者之所属，知者所不行也。《易》称，古之葬者，衣之以薪，葬之中野，不封不树。是以死得归真，亡不损生。

故吾欲朝死夕葬，夕死朝葬，不设棺椁，不加缠敛，不修沐浴，不造新服，殡唅之物，一皆绝之。吾本欲露形入坑，以身亲土，或恐人情染俗来久，顿革理难，今故粗为之制。奢不石椁，俭不露形。气绝之后，便即时服，幅巾故衣，以籧篨裹尸，麻约二头，置尸床上。择不毛之地，穿坑深十尺，长一丈五尺，广六尺，坑讫，举床就坑，去床下尸。平生之物，皆无自随，唯赍《孝经》一卷，示不忘孝道。籧篨之外，便以亲土。土与地平，还其故草，使生其上，无种树木。削除，使生迹无处，自求不知。不见可欲，则奸不生心，终始无怵惕，千载不虑患。形骸与后土同体，魂爽与元气合灵，真笃爱之至也。若亡有前后，不得移祔。祔葬自周公来，非古制也。舜葬苍梧，二妃不从，以为一定，何必周礼。无问师工，无信卜筮，无拘俗言，无张神坐，无十五日朝夕上食。礼不墓祭，但月朔于家设席以祭，百日而止。临必昏明，不得以夜。制服常居，不得墓次，夫古不崇墓，智也。今之封树，愚也。若不从此，是戮尸地下，死而重伤。魂而有灵，则冤悲没世，长为恨鬼。王孙之子，可以为诫。死誓难违，幸无改焉！（《晋书·皇甫谧传·笃终》）

探究活动

阅读资料链接《笃终》，评价其表达出来的生死观，在网络学习平台上进行交流。同时，请教师组织同学们参观当地医院或养老院的临终关怀病房，让同学们感受临终关怀的意义。

葛洪传

学习目标

1. 复述葛洪的生平经历。
2. 举例说明文章中体现出来的葛洪的价值观。
3. 查找资料，从葛洪的著述中探究其职业精神的现代意义。

文章导读

本文节选自《晋书》，中华书局点校本1959年版。葛洪出生于公元283年，卒于公元363年，字稚川，自号抱朴子。他是丹阳郡句容（今江苏省句容县）人，东晋时期极具传奇色彩的道教理论家、炼丹家和医药学家，人称“小仙翁”。他的著作《抱朴子》是东汉以来炼丹法术的集大成之作，对后世道教的炼丹术有很大影响，也是研究中国古代炼丹史的宝贵资料。葛洪的医学著作有《玉函方》一百卷，已亡佚。《肘后备急方》三卷，内容涵盖内外妇儿诸科，其中有治疗天花病案例，为世界最早，另外还有有关青蒿入药的记载。《葛洪传》节选自《晋书》，有关介绍详见《皇甫谧传》“文章导读”部分。

重点字词

摴蒱、导养之法、内学、逆占、综练、国史、抱朴子、碑诔诗赋、移檄章表、玄赜、尸解、物色、游德

葛洪，字稚川，丹阳句容人也。祖系[1]，吴大鸿胪。父悌，吴平后入晋，为邵陵太守。洪少好学，家贫，躬自伐薪以贸纸笔[2]，夜辄写书诵习，遂以儒学知名。性寡欲，无所爱玩，不知棋局几道，摴蒱[3]齿名。为人木讷，不好荣利，闭门却扫[4]，未尝交游。于余杭山见何幼道、郭文举，目击而已，各无所言。时或[5]寻书问义，不远数千里崎岖冒涉[6]，期[7]于必得，遂究鉴典籍，尤好神仙导养之法。从祖玄，吴时学道得仙，号曰葛仙公，以其炼丹秘术授弟子郑隐。洪就隐学，悉得其法焉。后师事南海太守上党鲍玄。玄亦内学[8]，逆占[9]将来，见洪深重之，以女妻洪。洪传玄业，兼综练[10]医术，凡所著撰，皆精核[11]是非，而才章富赡[12]。

问题磁场

葛洪勤奋苦学的经历、未尝交游的操守对大家的职业成长有何启示？

[1] 系：祖父的名字为“系”。

[2] 躬自：亲自。贸：换取。

[3] 摴蒱（chū pú）：赌博游戏。

[4] 闭门却扫：关门，不扫庭院。此处意为谢绝应酬，不与世人往来。

[5] 时或：有时。

[6] 冒涉：不顾艰难险阻跋涉前往。

[7] 期：期望。

[8] 内学：神仙修炼养生之学。
[9] 逆占：占卜。逆，预先。
[10] 综练：广博地练习。
[11] 核：核实。
[12] 才章富赡：富有才华。

太安中，石冰作乱，吴兴太守顾秘为义军都督，与周玘等起兵讨之，秘檄[13]洪为将兵都尉，攻冰别率，破之，迁伏波将军。冰平，洪不论功赏，径至洛阳，欲搜求异书以广其学。

问题磁场

如何看待葛洪不出仕的价值观？

[13] 檄（xí）：征讨文书。

洪见天下已乱，欲避地南土，乃参广州刺史嵇含军事。及含遇害，遂停南土多年，征镇檄命一无所就。后还乡里，礼辟皆不赴。元帝为丞相，辟为掾。以平贼功，赐爵关内侯。

咸和初，司徒导召补州主簿，转司徒掾，迁咨议参军。干宝深相亲友，荐洪才堪国史[14]，选为散骑常侍，领大著作，洪固辞不就。以年老，欲炼丹以祈[15]遐寿[16]，闻交阯出丹，求为句漏令。帝以洪资[17]高，不许。洪曰："非欲为荣，以[18]有丹耳。"帝从之。洪遂将子侄俱行。至广州，刺史邓岳留不听去，洪乃止[19]罗浮山炼丹。岳表补东官太守，又辞不就。岳乃以洪兄子望为记室参军。在山积年，优游[20]闲养，著述不辍[21]。

[14] 才堪国史：才能可以胜任国家史官。
[15] 祈：求。
[16] 遐寿：长寿。遐，远。
[17] 资：资历，地位。
[18] 以：因为。
[19] 止：居住。
[20] 优游：从容不迫。
[21] 辍：停止。

自号抱朴子，因以名书。其余所著碑诔[22]诗赋百卷，移檄章表[23]三十卷，神仙、良吏、隐逸[24]、集异等传各十卷，又抄《五经》[25]、《史》、《汉》、百家之言、方技杂事三百一十卷，《金匮药方》一百卷，《肘后要急方》

四卷。

［22］碑诔（lěi）：碑文祭辞。

［23］移檄章表：均为古代文体名。移，公文的一种。檄，古代官府用以征召、晓喻、声讨的文书。章，臣下的奏本。表，奏章的一种。

［24］隐逸：隐居。

［25］《五经》：《诗经》《尚书》《礼记》《易经》《春秋》。

洪博闻深洽[26]，江左绝伦[27]。著述篇章富[28]于班马，又精辩玄赜[29]，析理入微。后忽与岳疏[30]云："当远行寻师，克期[31]便发。"岳得疏，狼狈[32]往别。而洪坐至日中，兀然[33]若睡而卒，岳至，遂[34]不及见。时年八十一。视其颜色如生，体亦柔软，举尸入棺，甚轻，如空衣，世以为尸解[35]得仙云。

［26］深洽：精深广博。

［27］绝伦：没有人可以与他相比。

［28］富：多。

［29］玄赜（zé）：玄妙深奥。赜，深奥。

［30］疏：奏章。

［31］克期：限定日期。克，限定。

［32］狼狈：仓皇。

［33］兀然：静止的样子。兀，静止。

［34］遂：竟然。

［35］尸解：修仙者死后，形体留下，而魂魄散去成仙。

史臣曰：……稚川束发从师，老而忘倦。紬奇册府[36]，总百代之遗编；纪化[37]仙都，穷九丹之秘术。谢浮荣而捐[38]杂艺，贱尺宝[39]而贵分阴，游德[40]栖真，超然事外。全生之道，其最优乎！

［36］紬（chōu）奇册府：在国家官方藏书之外，编野史、杂记等书籍。

［37］纪化：最终投身。

［38］捐：投身。

［39］尺宝：尺璧，直径一尺的玉璧。

［40］游德：优游于道家修炼。

赞曰：景纯通秀，夙振宏材。沈研鸟册，洞晓龟枚。匪宁国衅，坐致身灾。稚川优洽[41]，贫而乐道。载范[42]斯文，永传洪藻[43]。

[41] 优洽：优异而广博。

[42] 载范：记载写成。

[43] 永传洪藻：葛洪的品德、文采永远流传。

巩固练习

一、选择题

1. 下列句子中画横线的词的解释错误的一项是（　　）。

A. 悉得其法焉　悉：详尽，详细　　B. 逆占将来　逆：预测

C. 以女妻洪　妻：读 qì，嫁给　　D. 礼辟皆不赴　辟：读 bì，征召

2. 下列各组句子中，画横线的词的意义和用法相同的一组是（　　）。

A. 以其炼丹秘术授弟子郑隐　（公子）欲以客往赴秦军，与赵俱死

B. 凡所着撰，皆精核是非　和氏璧，天下所共传宝也

C. 欲避地南土，乃参广州刺史嵇含军事　合于《桑林》之舞，乃中《经首》之会

D. 自号抱朴子，因以名书　寿毕，请以剑舞，因击沛公于坐

3. 以下句子分别编为四组，其中说明葛洪蔑视功名富贵的一组是（　　）。

① 性寡欲，无所爱玩　② 为人木讷，不好荣利　③ 冰平，洪不论功赏　④ 后还乡里，礼辟皆不赴　⑤ 岳表补东官太守，又辞不就　⑥ 在山积年，优游闲养，著述不辍

A. ①②④　　B. ①③⑥　　C. ②⑤⑥　　D. ③④⑤

4. 下列对文中所选词语的相关内容的解说，不正确的一项是（　　）。

A. 国史，古代国家史官，负责修纂本朝历史；后也指一国或一朝的历史

B. 碑诔，刻在碑上的文字，多用于叙述死者生前事迹并表示哀悼或赞颂

C. 江左，长江下游南岸地区，古人在地理上以西为左，故江西又名江左

D. 班马，一般指史学家班固和司马迁，文中借以说明葛洪的著述非常丰富

5. 下列对原文有关内容的概括和分析，不正确的一项是（　　）。

A. 葛洪勤学不倦，儒道兼修。他从小刻苦好学，家境贫寒但勤学不辍；虽以儒学知名，但仍不畏路途遥远崎岖，到处寻书问义，充实学问

B. 葛洪清心寡欲，淡泊名利。他为人木讷，不喜欢结交朋友，也没有下棋之类的爱好；身处乱世，多次推辞各级官府征召，不愿意去赴命

C. 葛洪潜心著述，思想精邃。他一生笔耕不辍，著述丰富，著有《抱朴子》《金匮药方》《备急千金要方》等书，给后人留下宝贵的文化遗产

D. 葛洪醉心炼丹，精研医学。他努力学习前人的成果，为了专注炼丹、钻研医学，没有接受邓岳的挽留，执意前往罗浮山隐居，直至终老

二、翻译题

1. 冰平，洪不论功赏，径至洛阳，欲搜求异书以广其学。

2. 在山积年，优游闲养，著述不辍，自号抱朴子，因以名书。

3. 干宝深相亲友，荐洪才堪国史，选为散骑常侍，领大著作，洪固辞不就。

三、问答题

1. 邓岳接到葛洪的书信后，为什么“狼狈往别”？请简要说明。

资料链接

其自序曰：洪体乏进趣之才，偶好无为之业。假令奋翅则能陵厉玄霄，骋足则能追风蹑景，犹欲戢劲翮于鷦鷯之群，藏逸迹于跛驴之伍，岂况大块禀我以寻常之短羽，造化假我以至驽之蹇足？自卜者审，不能者止，又岂敢力苍蝇而慕冲天之举，策跛鳖而追飞兔之轨；饰嫫母之笃陋，求媒阳之美谈；推沙砾之贱质，索千金于和肆哉！夫僬侥之步而企及夸父之踪，近才所以质碍也；要离之羸而强赴扛鼎之势，秦人所以断筋也。是以望绝于荣华之途，而志安乎穷圮之域；藜藿有八珍之甘，蓬荜有藻棁之乐也。故权贵之家，虽咫尺弗从也；知道之士，虽艰远必造也。考览奇书，既不少矣，率多隐语，难可卒解，自非至精不能寻究，自非笃勤不能悉见也。

道士弘博洽闻者寡，而意断妄说者众。至于时有好事者，欲有所修为，仓卒不知所从，而意之所疑又无足咨。今为此书，粗举长生之理。其至妙者不得宣之于翰墨，盖粗言较略以示一隅，冀悱愤之徒省之可以思过半矣。岂谓暗塞必能穷微畅远乎，聊论其所先觉者耳。世儒徒知服膺周孔，莫信神仙之书，不但大而笑之，又将谤毁真正。故予所著子言黄白之事，名曰《内篇》，其余驳难通释，名曰《外篇》，大凡内外一百一十六篇。虽不足藏诸名山，且欲缄之金匮，以示识者。(《晋书·葛洪传·自序》)

探究活动

葛洪的著作《肘后备急方》，被誉为“中国第一部急救手册”。请解释该书名的含义，并查找该书的相关评价。同时，查找现代人使用的急救手册，通过比较，探讨其中所蕴含的救死扶伤和精益求精的职业精神对加强自身专业能力的启示，据此为《肘后备急方》写一篇阅读推荐说明文。

钱仲阳传

学习目标

1. 复述钱乙的从医经历。
2. 分析医家传记中医案的表达方式，评论古代医叙事的风格。
3. 举例说明钱乙的学术思想以及其在儿科、内科、妇科等方面的贡献。

文章导读

本文选自《小儿药证直诀》，中国中医药出版社2008年版。作者刘跂，字斯立，号学易老人，生年不详，卒于宋政和（宋徽宗年号，公元1111—1118年）末年。《小儿药证直诀》是钱乙弟子阎孝忠收集整理他的医学论述和治疗经验而成的一部儿科专著，《钱仲阳传》收录该书。《小儿药证直诀》共三卷，上卷是论证，中卷是病案，下卷是方剂，该书奠定了中医儿科学的基础，对我国儿科医学的发展有深远影响。

钱仲阳，名乙，字仲阳，大约出生于公元1032年，至公元1113年卒，享年82岁，是我国古代著名的儿科专家。《四库全书总目提要》称“钱乙幼科冠绝一代”，后人称之为“儿科之圣”“幼科之鼻祖”。著作有《伤寒论发微》五卷、《婴孺论》百篇、《钱氏小儿方》八卷、《小儿药证直诀》三卷。现仅存《小儿药证直诀》，其他书均已亡佚。

重点字词

迹、收葬行服、《颅囟方》、瘈疭、擢、羸疾、周痹、扶携襁负、痫、逆候、郁李酒、本草、囊、治验

钱乙，字仲阳，上世钱塘人，与吴越王有属。俶纳土，曾祖赟随以北[1]，因家[2]于郓。父颢，善针医，然嗜酒喜游。一旦匿姓名，东游海上，不复返。乙时三岁，母前亡，父同产，嫁医吕氏，哀其孤，收养为子。稍长读书，从吕君问医。吕将殁，乃告以家世。乙号泣，请往迹[3]父，凡五六返，乃得所在。又积数岁，乃迎以归。是时乙年三十余。乡人惊叹，感慨为泣下，多赋诗咏其事。后七年，父以寿终，丧葬如礼。其事吕君，犹事父。吕君殁，无嗣，为之收葬行服[4]，嫁其孤女，岁时祭享[5]，皆与亲等。

问题磁场

从钱仲阳身世的介绍可以看出他具有什么样的美德？

[1] 北：北上。
[2] 家：定居。
[3] 迹：追踪。
[4] 收葬：装殓埋葬。行服：穿孝服守丧。
[5] 祭享：陈列供品祭祀祖先。

乙始以《颅囟方》著山东。元丰中，长公主女有疾，召使视之，有功，奏授翰林医学，赐绯[6]。明年，皇子仪国公病瘈疭，国医未能治。长公主朝[7]，因言钱乙起草野，有异能，立召入，进黄土汤而愈。神宗皇帝召见，褒谕，且问黄土所以愈疾状。乙对曰：“以土胜水，木得其平，则风自止。且诸医所治垂[8]愈，小臣适当[9]其愈。”天子悦其对，擢[10]太医丞，赐紫衣金鱼。自是戚里[11]贵室，逮士庶之家，愿致之，无虚日。其论医，诸老宿莫能持难。俄以病免。哲宗皇帝复召宿直禁中。久之，复辞疾赐告，遂不复起。

问题磁场

钱仲阳在儿科方面有哪些成就？

[6] 赐绯：赐给赤色丝帛官服。
[7] 朝：朝见。

[8] 垂：接近。
[9] 适当：恰逢。
[10] 擢（zhuó）：升迁。
[11] 戚里：帝王外戚居住的地方。

乙本有羸疾，性简易，嗜酒，疾屡攻，自以意治之，辄愈。最后得疾，惫甚，乃叹曰："此所谓周痹也，周痹入藏者死，吾其已[12]夫！"已而曰："吾能移之，使病在末。"因自制药，日夜饮之，人莫见其方。居亡何[13]，左手足挛不能用，乃喜曰："可矣！"又使所亲登东山，视菟丝所在，秉火烛其下，火灭处斸[14]之，果得茯苓，其大如斗，因以法啖[15]之，阅月[16]而尽。繇[17]此虽偏废，而气骨坚悍，如无疾者。退居[18]里舍，杜门不冠屦，坐卧一榻上，时时阅史书杂说，客至，酌酒剧谈[19]。意欲之适[20]，则使二仆夫舆[21]之，出没闾巷，人或邀致之，不肯往也。病者日造[22]门，或扶携襁负[23]，累累满前。近自邻井，远或百数十里，皆授之药，致谢而去。

[12] 已：死。
[13] 居亡何：过了不久。亡，通"无"，不。
[14] 斸（zhú）：掘取。
[15] 啖（dàn）：吃。
[16] 阅月：经过一个月。阅，经过。
[17] 繇（yóu）：通"由"。
[18] 退居：退休居家。
[19] 剧谈：畅谈。
[20] 意欲之适：心里想要到某处去。之适，前往。
[21] 舆：抬。
[22] 造：拜访。
[23] 扶携：扶持而来。襁（qiǎng）负：用襁褓背负。

问题磁场

讲述钱仲阳治疗疾病的医案，概述其高超的医学技术。

初，长公主女病泄利，将殆。乙方醉，曰："当发疹而愈。"驸马都尉以为不然，怒责之，不对而退。明日，疹果出，尉喜，以诗谢之。

广亲宗室子病，诊之曰："此可无药而愈。"顾其幼，曰："此儿旦夕暴病惊人，后三日过午无恙。"家恚曰："幼何疾？医贪利动人[24]乃如此！"明日果发痫[25]甚急，复召乙治之，三日愈。问何以无疾而知，曰："火急[26]直视，心与肝俱受邪；过午者，心与肝所用时[27]当更也。"

［24］动人：恐吓人。
［25］痫（xián）：癫痫。
［26］火急：指面部所现赤色甚重，心属火。
［27］所用时：所当值属的时辰。

宗室王子病呕泄，医以药温之，加喘。乙曰："病本中热，脾且伤，奈何以刚剂燥之？将不得前后溲。"与石膏汤。王与医皆不信，谢罢。乙曰："毋庸，复召我！"后二日，果来召，适有故不时往，王疑且怒，使人十数辈趣之至[28]，曰："固石膏汤证也。"竟如言而效。

［28］趣之至：强迫其来。

有士人病咳，面青而光，其气哽哽[29]。乙曰："肝乘肺，此逆候。若秋得之可治，今春不可治。"其家祈哀，强之与药。明日，曰："吾药再泻肝而不少却，三补肺而益虚，又加唇白，法当三日死。然安谷者过期，不安谷者不及期，今尚能粥，当过期。"居五日而绝。

［29］哽哽：呼吸不畅的样子。

有妊妇得疾，医言胎且堕。乙曰："娠者五藏传养，率六旬乃更，诚能候其月，偏补之[30]，何必堕？"已而子母皆得全。

［30］偏补之：偏补母体某一脏器。

又乳妇因大怒而病，病虽愈，目张不得瞑，人不能晓，以问乙。乙曰："煮郁李酒饮之，使醉则愈。所以然者，目系内连肝胆，怒则气结，胆衡不下[31]，惟郁李去结，随酒入胆，结去胆下，目则能瞑矣。"如言而效。

［31］胆衡不下：胆气偏盛，横逆不下。衡，通"横"。

一日过[32]所善翁，闻儿啼，愕曰："何等儿声？"翁曰："吾家孪生二男子。"乙曰："谨视之，过百日乃可保。"翁不怿[33]。居月余，皆毙。

［32］过：拜访。
［33］怿：高兴。

乙为方博达[34]，不名一师，所治种种皆通，非但小儿医也。于书无不窥，他人靳靳[35]守古，独度越纵舍[36]，卒与法合。尤邃[37]本草，多识物理，辨正阙误。人或得异药，或持异事问之，必为言出生本末，物色[38]名貌，退而考之，皆中。末年挛痹浸剧[39]，其嗜酒喜寒食，皆不肯禁。自诊知不可为，召亲戚诀别，易衣待尽，享年八十二，终于家。所著书有《伤寒论指微》五卷、《婴孺论》百篇。一子早世，二孙今见[40]为医。

[34] 博达：广博通达。

[35] 靳（jìn）靳：拘泥固执貌。

[36] 度越纵舍：古代军事用语。安全越过险要地区叫度越，为全歼敌军而故意放过敌人称纵舍。比喻临床治病，灵活辩证施治。

[37] 邃：精通。

[38] 物色：形貌特点。

[39] 浸剧：逐渐加重。

[40] 见：通“现”，现在。

刘跂曰：乙非独其医可称也，其笃行[41]似儒，其奇节似侠，术盛行而身隐约[42]，又类夫有道者。数谓余言：“曩[43]学六元五运，夜宿东平王冢巅观气象，至逾月不寐。今老且死，事诚有不在书者，肯以三十日暇从我，当相授。”余笑谢弗能，是后遂不复言。呜呼！斯人也，如欲复得之，难哉！没[44]后，余闻其所治验尤众，东州人人能言之，剟其章章者[45]著之篇，异时史家序[46]方术之士，其将有考焉。

问题磁场

复述刘跂对钱仲阳的评价。

[41] 笃（dǔ）行：淳厚的品行。

[42] 隐约：隐藏，不为官显名。

[43] 曩（nǎng）：从前。

[44] 没：去世。

[45] 剟（duō）其章章者：摘取那些明显的事迹。剟，通“掇”，摘取。

[46] 序：为……作传。

巩固练习

一、选择题

1. 下列句中字词的解释，不正确的是（　　）。

A. 哀其孤，收养为子　哀：同情

B. 视菟丝所在，秉火烛其下　烛：拿，持

C. 因以法啖之，阅月而尽　阅：察看

D. 末年挛痹浸剧　浸：渐渐

2. “钱乙，字仲阳，上世钱塘人，与吴越王有属”中“属”的意思是（　　）。

A. 连属　　B. 隶属　　C. 宗属　　D. 类属

3. “一旦匿姓名，东游海上，不复返”中“一旦”的意思是（　　）。

A. 一下子　　B. 一个早上　　C. 忽然　　D. 有一天

4. “乙时三岁，母前亡，父同产嫁医吕氏”中“父同产”的意思是（　　）。

A. 钱乙的姑母　　B. 钱乙的姨母　　C. 钱乙的后母　　D. 钱乙的祖母

5. “长公主朝，因言钱乙起草野，有异能，立召入”中“草野”的意思是（　　）。

A. 江湖　　B. 民间　　C. 郊外　　D. 僻邑

6. “乙本有羸疾，性简易，嗜酒”中“简易”的意思是（　　）。

A. 单纯　　B. 粗陋　　C. 直率　　D. 淡泊

7. “此所谓周痹也，周痹入藏者死，吾其已夫”中“已”的意思是（　　）。

A. 痊愈王吴人好世　　B. 好转

C. 加剧　　D. 严重

8. “吾能移之，使病在末”中“末”的意思是（　　）。

A. 手指　　B. 下肢　　C. 四肢　　D. 脚底

9. “王疑且怒，使人十数辈趣之至”中“趣”的意思是（　　）。

A. 押送　　B. 强迫　　C. 追赶　　D. 陪伴

10. “乙曰：‘谨视之，过百日乃可保。’翁不怿”中“怿”的意思是(　　)。

A. 高兴　　B. 相信　　C. 满意　　D. 理睬

11. “又加唇白，法当三日死”中“法”的意思是（　　）。

A. 名词用作状语　　B. 名词用作动词

C. 预计　　D. 最多

12. 以下各组句子中，全都直接表明钱乙在治病方面颇有效验的一组是（　　）。

① 长公主女有疾，召使视之，有功　② 进黄土汤而愈　③ 戚里贵室，逮士庶之家，愿致之　④ 其论医，诸老宿莫能持难　⑤ 自以意治之，辄愈　⑥ 退而考之，皆中

A. ①③④　　B. ③⑤⑥　　C. ②④⑥　　D. ①②⑤

13. 对下列词语的解说，不正确的一项是（　　）。

A. 行服，指穿孝服居丧。人死后其亲属必须要穿特制的丧服守孝三年，表达对死者的悼念和居丧者失去亲人的悲痛心情

B. 太医丞，是古代医官名。宋史记载，熙宁九年，于太常寺下设置太医局，管理医学行政和医学教育，太医丞是其中的署官

C.《难经》《素问》，《素问》是《黄帝内经》的一部分，用来解释人体生理、病理现象和指导疾病的预防、诊断、治疗等。《难经》则解释了《黄帝内经》的医学医理，有不少独到见解

D. 金紫，唐制，三品以上官员服紫色，若官员品级不够而皇帝特赐，准许服紫，称赐紫。赐紫同时赐金鱼袋，合称赐金紫。宋代沿用唐制

14. 下列对原文内容的概括与分析中，不正确的一项是（　　）。

A. 钱乙非常孝顺、敬老。他知道自己的身世后，出去寻找父亲，找了很多年，还是没有找到。他由姑父抚养长大，对待姑父如对待自己的亲生父亲一样

B. 钱乙医术高超，给皇子喝黄土汤将病治愈。皇帝因此提拔他担任了太医丞的官职

C. 钱乙晚年挛痹之症加剧，又喜爱喝酒，吃寒食散，难以自制，最终因病而亡

D. 钱乙开药方，广博通达，不拘泥某一师门，他对治疗疾病的各种方法都精通，而不只是个儿科医生

二、填空题

1. “以土胜水，木得其平，则风自止”，其治疗机理是____________________。

2. “他人靳靳守古，独度越纵舍，卒与法合”的“度越纵舍”，原为________用语，句中比喻____________________。

3. “剟其章章者著之篇”的“剟”通________，意为____________________。

三、翻译题

1. 乙对曰：“以土胜水，木得其平，则风自止。且诸医所治垂愈，小臣适当其愈。”

2. 其论医，诸老宿莫能持难。俄以病免。哲宗皇帝复召宿直禁中。久之，复辞疾赐告，遂不复起。

3. 退居里舍，杜门不冠屦，坐卧一榻上，时时阅史书杂说，客至，酌酒剧谈。意欲之适，则使二仆夫舆之，出没闾巷，人或邀致之，不肯往也。病者日造门，或扶携襁负，累累满前。

4. 乙为方博达，不名一师，所治种种皆通，非但小儿医也。于书无不窥，他人靳靳守古，独度越纵舍，卒与法合。

5. 乙非独其医可称也，其笃行似儒，其奇节似侠，术盛行而身隐约，又类夫有道者。

资料链接

钱乙，字仲阳，本吴越王俶支属，祖从北迁，遂为郓州人。父颢，善医，然嗜酒喜游，一旦，东之海上不反。乙方三岁，母前死，姑嫁吕氏，哀而收养之，长诲之医，乃告以家世。即泣，请往迹寻，凡八九反。积数岁，遂迎父以归，时已三十年矣。乡人感慨，赋诗咏之。其事吕如事父，吕没无嗣，为收葬行服。

乙始以《颅囟方》著名，至京师视长公主女疾，授翰林医学。皇子病瘈疭，乙进黄土汤而愈。神宗召问黄土所以愈疾状，对曰："以土胜水，木得其平，则风自止。"帝悦，擢太医丞，赐金紫。由是公卿宗戚家延致无虚日。

广亲宗子病，诊之曰："此可毋药而愈。"其幼在傍，指之曰："是且暴疾惊人，后三日过午，可无恙。"其家恚，不答。明日，幼果发痫甚急，召乙治之，三日愈。问其故，曰："火色直视，心与肝俱受邪。过午者，所用时当更也。"王子病呕泄，他医与刚剂，加喘焉。乙曰："是本中热，脾且伤，奈何复燥之？将不得前后溲。"与之石膏汤，王不信，谢去。信宿浸剧，竟如言而效。

士病咳，面青而光，气哽哽。乙曰："肝乘肺，此逆候也。若秋得之，可治；今春，不可治。"其人祈哀，强予药。明日，曰："吾药再泻肝，而不少却；三补肺，而益虚；又加唇白，法当三日死。今尚能粥，当过期。"居五日而绝。

孕妇病，医言胎且堕。乙曰："娠者五藏传养，率六旬乃更。诚能候其月，偏补之，何必堕？"已而母子皆得全。又乳妇因悸而病，既愈，目张不得瞑。乙曰："煮郁李酒饮之使醉，即愈。所以然者，目系内连肝胆，恐则气结，胆衡不下。郁李能去结，随酒入胆，结去胆下，则目能瞑矣。"饮之，果验。

乙本有羸疾，每自以意治之，而后甚，叹曰："此所谓周痹也。入藏者死，吾其已夫。"既而曰："吾能移之使在末。"因自制药，日夜饮之。左手足忽挛不能用，喜曰："可矣！"所亲登东山，得茯苓大逾斗。以法啖之尽，由是虽偏废，而风骨悍坚如全人。以病免归，不复出。

乙为方不名一师，于书无不窥，不靳靳守古法，时度越纵舍，卒与法会。尤邃《本草》诸书，辨正阙误。或得异药，问之，必为言生出本末、物色、名貌差别之详，退而考之皆合。末年挛痹浸剧，知不可为，召亲戚诀别，易衣待尽，遂卒，年八十二。(《宋史·方技传·钱乙》)

探究活动

中国古代名医有很多关于孝道的故事，请同学们查找资料，小组合作，排演一部微情景剧。

东垣老人传

学习目标

1. 复述文章内容，简述李杲的人生经历。
2. 查找资料，举例说明李杲在中国医学史上的地位和贡献。
3. 讨论李杲品行事迹对现代医务工作者医德建设的启示。

文章导读

本文选自《医史》卷五，据天一阁抄本排印。《医史》是明代李濂编撰，共十卷，收录名医传记七十二篇。该传记的作者是砚坚，即砚弥坚，字伯固，一名贤。他在元初年应召北上，定居真定，授徒为业。后任真定路儒学教授及国子监司业，不久辞官还乡。著作有《郧城集》。

本文记述金元时期著名医学家李杲的事迹。李杲家庭富有，且洁身自好、勤于学习、博施济众。他认为医学不是用来博取个人名利的，而是为了“传道医人”。以此为标准，他选定罗天益传承自己的医学技术。文中细节描写生动、富有感染力，但没有记叙李杲的治疗案例。可参阅《元史·李杲传》。

重点字词

冠（两路）、衢（间）、朋侪、周（之）、寝疾、寿（之）、鬻（之）、仰给、行年

问题磁场

复述李杲品行高洁的事迹。

东垣老人李君，讳杲，字明之。其先世居真定，富于金财。大定初，校籍[1]真定、河间，户冠两路[2]。君之幼也，异于群儿；及长，忠信笃敬，慎交游，与人相接，无戏言。衢间众人以为懽洽处[3]，足迹未尝到，盖天性然也。朋侪颇疾[4]之，密议一席，使妓戏狎[5]，或引其衣，即怒骂，解衣焚之。由乡豪接待国使[6]，府尹闻其妙龄有守[7]也，讽[8]妓强之酒[9]，不得辞，稍饮，遂大吐而出。其自爱如此。受《论语》《孟子》于王内翰从之，受《春秋》于冯内翰叔献。宅有隙地，建书院，延待儒士。或不给[10]者，尽周[11]之。泰和中，岁饥，民多流亡，君极力赈捄，全活者甚众。

[1] 校籍：查验户籍。

[2] 户冠两路：两个地区之首富。

[3] 衢（qú）：四通八达的路，此处指街坊街道。懽洽处：欢乐惬意的地方。懽，欢的异字体。

[4] 疾：通“嫉”，怨恨。

[5] 戏狎（xiá）：轻浮地嬉戏。

[6] 国使：国家派出的使节。

[7] 守：操守，品节。

[8] 讽：暗示。

[9] 强之酒：强迫他饮酒。酒，名词活用作动词。

[10] 不给：生活不富足。

[11] 周：通“赒”，周济，救济。

母王氏寝疾[12]，命里中数医拯之。温凉寒热，其说异同；百药备尝，以水济水[13]，竟莫知为何证而毙。君痛悼不知医而失其亲，有愿[14]曰：“若遇良医，当力学以志[15]吾过！”闻易水洁古老人张君元素医名[16]天下，捐金帛诣之。学数年，尽得其方法。进纳[17]得官，监[18]济源税。彼中民感时行疫疠，俗呼为大头天行。医工遍阅方书，无与对证者，出己见，妄下之，不效；复下之，比比[19]至死。医不以为过，病家不以为非。君独恻然于心，废寝食，循流讨源，察标求本，制一方，与服之，乃效。特寿[20]之于木，刻揭[21]于耳目聚集之地，用之者无不效。时以为仙人所传，而錾[22]之于石碣。

问题磁场

查找相关资料，简述金元四大家之间的师承关系。

[12] 寝疾：卧病，染重病。

[13] 以水济水：犹言以寒治寒。指误诊误治。

[14] 愿：愿望，希望。

[15] 志：同“识”，记住。

[16] 名：闻名。

[17] 纳：古代富者向官府捐献财物以取得官爵或减免刑罚。

[18] 监：监管。

[19] 比比：一个接一个。

[20] 寿：永久（留存）。

[21] 刻揭：刻印揭示。

[22] 錾（zàn）：凿刻。

君初不以医为名，人亦不知君之深于医也。君避兵汴梁，遂以医游[23]公卿间，其明效大验，具载别书。壬辰北渡，寓东平；至甲辰还乡里。一日，谓友人周都运德父曰：“吾老，欲遗传[24]后世，艰其人奈何？”德父曰：“廉台罗天益谦父，性行敦朴，尝恨所业未精，有志于学，君欲传道，斯人其可也。”他日，偕往拜之。君一见曰：“汝来学觅钱医人乎？学传道医人乎？”谦父曰：“亦传道耳。”遂就学，日用饮食，仰给于君。学三年，嘉其久而不倦也，予之白金[25]二十两，曰：“吾知汝活计[26]甚难，恐汝动心，半途而止，可以此给妻子。”谦父力辞不受。君曰：“吾大者不惜，何吝乎细？汝勿复辞。”君所期者可知矣。临终，平日所著书检勘卷帙，以类相从，列于几前，嘱谦父曰：“此书付汝，非为李明之、罗谦父，盖为天下后世，慎勿湮没，推而行之。”行年[27]七十有二，实辛亥二月二十五日也。君殁，迨今十有七年，谦父言犹在耳，念之益新。噫嘻！君之学，知所托矣。

［23］游：交往。
［24］遗传：有版本作“道传”。
［25］白金：白银。
［26］活计：谋生的手段。
［27］行年：享年。

巩固练习

一、选择题

1. 对下列字词的解释，不正确的一项是（　　）。

A. 君之幼也，异于群儿　异：不同　B. 忠信笃敬，慎交游　游：游玩

C. 讽妓强之酒　强：强迫　D. 延待儒士　延：延长

2. 以下各组句子中，全部表明东垣老人“医工传道”的一组是（　　）。

① 或不给者，尽周之　② 若遇良医，当力学以志吾过　③ 医不以为过，病家不以为非　④ 循流讨源，察标求本，制一方　⑤ 吾大者不惜，何吝乎细　⑥ 慎勿湮没，推而行之

A. ①②⑥　B. ③④⑤　C. ④⑤⑥　D. ②③⑤

3. “大定初，校籍真定、河间，户冠两路”中“冠”的意思是（　　）。

A. 居首位　B. 在前面　C. 覆盖　D. 闻名

E. 超过

4. “使妓戏狎，或引其衣”中“或”的意思是（　　）。

A. 或者　B. 或许　C. 有人　D. 也许

E. 过于

5. “府尹闻其妙龄有守也，讽妓强之酒”中“讽”的意思是（　　）。

A. 以言语挑逗　B. 用言语暗示　C. 讥讽　D. 诱迫

E. 责令

6. “若遇良医，当力学以志吾过”中“志”的意思是（　　）。

A. 记住　B. 记录　C. 认识　D. 纠正

E. 思考

7. “君之学，知所托矣”中“知”的意思是（　　）。

A. 知道　　B. 了解　　C. 亲近　　D. 识别

E. 得到

8. 下列对原文有关内容的概括和分析，不正确的一项是（　　）。

A. 东垣老人年轻时有操守，自重自爱。他曾因歌妓拉扯了自己的衣裳而恼怒，将衣服脱下烧掉；又曾在接待使臣时因歌妓劝喝酒而大吐离席

B. 东垣老人好学尊儒，同情疾苦。他跟从翰林王从之学习了《论语》和《孟子》，又跟从翰林冯叔献学习了《春秋》。后来还周济那些生计艰难的儒生

C. 东垣老人学习医术，治病救人。他拜名家张元素为师学医，尽得其传。还乡后，正值百姓患上了流行性传染病，他废寝忘食，创制方子，治好了很多人

D. 东垣老人医人传道，造诣精深。他选择罗天益作为继承人是为了“传道”，且将所著书籍传给他，不是为了李明之和罗谦父，而是为了天下后世

二、填空题

1. “以水济水”本谓________，在文中则比喻________。

2. “或不给者，尽周之”的“周”，通________，意为________。

3. “其明效大验，具载别书”的“具”，通________，意为________。

三、翻译题

1. 母王氏寝疾，命里中数医拯之。温凉寒热，其说异同；百药备尝，以水济水，竟莫知为何证而毙。

2. 特寿之于木，刻揭于耳目聚集之地，用之者无不效。时以为仙人所传，而錾之于石碣。

3. 君一见曰："汝来学觅钱医人乎？学传道医人乎？"谦父日："亦传道耳。"遂就学，日用饮食，仰给于君。学三年，嘉其久而不倦也，予之白金二十两，曰："吾知汝活计甚难，恐汝动心，半途而止，可以此给妻子。"

四、问答题

1. 文中通过哪些事例说明李杲"忠信笃教""传道""医人"？

2. 李杲师从何人？著有何书？擅长治疗哪些疾病？

资料链接

往予在京师，闻镇人李杲明之有国医之目，而未之识也。壬辰之兵，明之与予同出汴梁，于聊城，于东平，与之游者。六年于今，然后得其所以为国医者为详。盖明之世以赀雄乡里，诸父读书，喜宾客，所居竹里，名士日造其门。明之幼岁好医药。时易州人张元素以医名燕赵间，明之捐千金从之学。不数年，尽传其业。家既富厚，无事于技，操有余以自重，人不敢以医名之。大夫士或病，其资高謇，少所降屈，非危急之疾，有不得已焉者，则亦未始谒之也。大概其学，于伤寒、痈疽、眼目病为尤长。伤寒则著《会要》三十余万言。其说曰：伤寒家有经禁、时禁、病禁，此三禁者，学医者人知之，然亦顾所以用之为何如耳。《会要》推明仲景、朱奉议、张元素以来备矣，见证得药，见药识证，以类相从，指掌皆在仓猝之际，虽使粗工用之，荡然如载司南以适四方，而无问津之惑，其用心博矣。于他病也，以古方为胶柱，本乎七方十剂之说，所取之药，特以意增损之。一剂之出，愈于托密友而役孝子，他人盖不能也。北京人王善甫为京兆酒官，病小便不利，目睛凸出，腹胀如鼓，膝以上坚硬欲裂，饮食且不下，甘淡渗泄之药皆不效。明之来，谓众医言："疾深矣，非精思不能处，我归而思之。"夜参半，忽揽衣而起曰："吾得之矣。《内经》有之，膀胱者，津液之府，必气化乃出焉。渠辈已用渗泄之药矣，而病益甚，是气不化也。启玄子云：'无阳者，阴无以生；无阴者，阳无以化。'甘淡渗泄皆阳药，独阳无阴，欲化得乎？"明日，以群阴之剂投。不再服而愈。西台掾萧君瑞二月中，病伤寒，发热，医以白虎投之，病者面黑如墨。本证遂不复见。脉沉细，小便不禁。明之初不知用何药也，及诊之，曰："此立夏以前，误用白虎之过，得无以投白虎耶？白虎大寒，非行经之药，止能寒腑脏，不善用之，则伤寒本病，隐曲于经络之间；或更以大热之药救之，以去阴邪，则他证必起，非所以救白虎也。有温药之升阳行经者，吾用之。"有难者云："白虎大寒，非大热何以救？君之治奈何？"明之曰："病隐于经络间，阳不升则经不行，经行而本证见矣，本证又何难焉？"果如其言而愈。魏邦彦之夫人目翳暴生，从下而上，其色绿，肿痛不可忍。明之云：翳从下而上，病从阳明来也，绿非五色之正，殆肺与肾合而为病。"乃就画工家以墨调腻粉，合而成色，谛视之，曰："与翳色同矣，肺肾为病无疑矣。"乃泻肺肾之邪，而以入阳明之药为之使。既效矣，而他日病复作者三，其所从来之经与翳色各异。乃复以意消息之曰："诸脉皆属于目，脉病则目从之，此必经络不调。经不调，则其目病未已也。"问之果然。因如所论而治之，疾遂不作。冯内翰叔献之侄栎，年十五六，病伤寒，目赤而烦渴，脉七八至。医欲以承气下之，已煮药，而明之适从外来。冯告之当用承气，明之切脉，大骇曰："几杀此儿！《内经》有言：'在脉诸数为热，诸迟为寒。'今脉八九至，是热极也。而《会要大论》云：'病有脉从而病反者，何也？脉至而从，按之不鼓，诸阳皆然。'此传而为阴证矣。辄持姜附来，吾当以热因寒用法处药。"未就而病者爪甲黑，顿服者八两，汗寻出而愈。陕帅郭巨济病偏枯，二指着足底不能伸。迎明之京师。明之至，以长针刺委中，深至骨而不知痛，出血二三升，其色如墨。又且缪刺之，如是者六七。服药三月，病良愈。裴择之夫人，病寒热，月事不至者数年，已喘嗽矣，医者率以蛤蚧、桂、附之等投之。明之曰："不然，夫病阴为阳所搏，温剂太过，故无益而反害。投以寒血之药，则经行矣。"已而果然。宣德侯经略之家人，病崩漏，医莫能效。明之切脉，且以纸疏其证，多至四十余种。为药疗之，明日而二十四证减。前后五六日，良愈，侯厚谢而去。明之设施，皆此类也。戊戌之夏，予将还太原，其子执中持所谓《会要》者来，求为序。乃以如上数事冠诸篇，使学人知明之之笔于书，其已试之效，盖如此云。闰月望日，河东元某书于范尊师之正一宫。（元·元好问《伤寒会要·序》）

李杲，字明之，镇人也，世以赀雄乡里。杲幼岁好医药，时易人张元素以医名燕赵间，杲捐千金从之学，不数年，尽传其业。家既富厚，无事于技，操有余以自重，人不敢以医名之。大夫士或病其资性高謇，少所降屈，非危急之疾，不敢谒也。其学于伤寒、痈疽、眼目病为尤长。

北京人王善甫，为京兆酒官，病小便不利，目睛凸出，腹胀如鼓，膝以上坚硬欲裂，饮食且不下，甘淡渗泄之药皆不效。杲谓众医曰："疾深矣。《内经》有之，膀胱者，津液之府，必气化乃出焉。今用渗泄之剂而病益甚者，是气不化也。启玄子云：'无阳者阴无以生，无阴者阳无以化。'甘淡渗泄皆阳药，独阳无阴，其欲化得乎？"明日，以群阴之剂投，不再服而愈。

西台掾萧君瑞，二月中病伤寒发热，医以白虎汤投之，病者面黑如墨，本证不复见，脉沉细，小便不禁。杲初不知用何药，及诊之，曰："此立夏前误用白虎汤之过。白虎汤大寒，非行经之药，止能寒腑藏，不善用之，则伤寒本病隐曲于经络之间。或更以大热之药救之，以去阴邪，则他证必起，非所以救白虎也。有温药之升阳行经者，吾用之。"有难者曰："白虎大寒，非大热何以救，君之治奈何？"杲曰："病隐于经络间，阳不升则经不行，经行而本证见矣。本证又何难焉。"果如其言而愈。

魏邦彦之妻，目翳暴生，从下而上，其色绿，肿痛不可忍。杲云："翳从下而上，病从阳明来也。绿非五色之正，殆肺与肾合而为病邪。"乃泻肺肾之邪，而以入阳明之药为之使。既效矣，而他日病复作者三，其所从来之经，与翳色各异。乃曰："诸脉皆属于目，脉病则目从之。此必经络不调，经不调，则目病未已也。"问之果然，因如所论而治之，疾遂不作。

冯叔献之侄栎，年十五六，病伤寒，目赤而顿渴，脉七八至，医欲以承气汤下之，已煮药，而杲适从外来，冯告之故。杲切脉，大骇曰："几杀此儿。《内经》有言：'在脉，诸数为热，诸迟为寒。'今脉八九至，是热极也。而《会要大论》云：'病有脉从而病反者何也？脉至而从，按之不鼓，诸阳皆然。'此传而为阴证矣。令持姜、附来，吾当以热因寒用法处之。"药未就，而病者爪甲变，顿服者八两，汗寻出而愈。

陕帅郭巨济病偏枯，二指着足底不能伸，杲以长针刺骩中，深至骨而不知痛，出血一二升，其色如墨，又且缪刺之。如此者六七，服药三月，病良已。裴择之妻病寒热，月事不至者数年，已喘嗽矣。医者率以蛤蚧、桂、附之药投之，杲曰："不然，夫病阴为阳所搏，温剂太过，故无益而反害。投以寒血之药，则经行矣。"已而果然。杲之设施多类此。当时之人，皆以神医目之。所著书，今多传于世云。（《元史·李杲传》）

探究活动

观看"百家讲坛"中《大国医之李东垣》系列节目，结合文章内容，在地图上标注李东垣人生旅行路线，并以"李东垣道德品行的现代意义"为题，写一篇节目观后感。

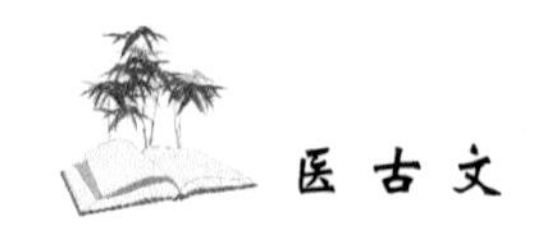

基础知识

汉　字

汉字是我国古代劳动人民用于记录汉语的文字系统，也可用于记录日语等语言，是表意文字中的词素音节文字。汉字是我国迄今为止使用时间最长的文字系统。“汉字”自汉朝隶书之后，被确定为该名称。汉字本身包含着丰富的文化内涵，因此，了解掌握汉字的起源、发展规律及字形、字义可以为我们提高阅读中医古籍能力，开展研究性学习打下良好的基础。

一、汉字的起源

如果将仰韶文化遗址发现的在陶器上刻画的符号作为汉字的起源，汉字大约有六千年的发展历史。关于汉字的起源的说法很多，在古代最有影响的是关于“仓颉造字”的传说。《荀子·解蔽》中提道：“故好书者众矣，而仓颉独传者，一也。”这是较为科学的观点。目前，学术界也普遍认为，汉字是我国劳动人民在长期的生产实践中集体创造出来的。关于汉字起源的几种说法如下。

（一）八卦说

《周易·系辞下》：“古者包牺氏之王天下也，仰则观象于天，俯则观法于地，观鸟兽之文与地之宜，近取诸身，远取诸物，于是始作八卦，以通神明之德，以类万物之情。”有人据此处记载，认为“八卦”是汉字的起源。

但根据最新文字学研究，汉字的起源和八卦毫无关联。原因有二：一是二者在形体上没有继承关系。二是八卦的图形最早是在西周中期，而甲骨文在殷商时期已经是非常成熟的文字体系。

（二）结绳说

《周易·系辞下》：“上古结绳而治，后世圣人易之为书契，百官以治，万民以察。”一些人由此认为，“结绳”是汉字的起源。结绳记事对汉字的产生确实有一定影响，但不能说汉字起源于结绳。因为结绳作为一种原始的记事方法，是用来计数的，仅仅是一种帮助记忆的符号，不能成为记录语言的工具，与汉字不存在继承关系。

（三）仓颉造字说

《说文解字·叙》:“黄帝之史仓颉，见鸟兽蹄迒之迹，知分（文）理之可相别异也，初造书契。”另外，《四体书势》记载道:“昔在黄帝，创制造物。有沮诵、仓颉者，始作书契以代结绳。”众所周知，汉字是记录汉语的文字系统，数量众多，它不可能由一个人所创造。仓颉是黄帝时期的史官，他有可能是整理汉字，使汉字系统化的人。

二、汉字形体的演变

一般认为，汉字起源于原始社会晚期的新石器时代，而汉字体系大概形成于夏朝。《论语·八佾》:“子曰：‘夏礼，吾能言之，杞不足征也；殷礼，吾能言之，宋不足征也。文献不足故也。足，则吾能征之矣。’”通过这段文字记载可知，孔子在春秋时期是看到过夏朝的文献资料的。既然夏朝已经有了文献记载，则说明记载文献的文字体系已经形成。《吕氏春秋·先识览》:“夏太史令终古出其图法，执而泣之。夏桀迷惑，暴乱欲甚，太史令终古乃出奔如商。”这段文字说明夏朝已经有图书档案的明确记载，也说明在当时已经有较为成熟的文字体系。但是，汉字在形体演变过程中，成体系的文字只能追溯到殷商时期的甲骨文。如果按照汉字演变的时代排序，汉字形体经过甲骨文—金文—大篆—小篆—隶书—楷书—简化字几个阶段。

（一）甲骨文

殷商时期的文字，除了甲骨文之外，还有陶文、玉石文、金文等，甲骨文数量最多，是刻在龟甲或兽骨上的文字。所刻的内容主要是殷商统治者有关祭祀、王事、征伐、天时、狩猎等方面的占卜记录，所以又叫“甲骨卜辞”。这种龟甲和兽骨在清朝末年被发现，后于河南安阳等地大规模出土。

甲骨文主要具有以下形体特点：一是线条纤细，字形瘦长，笔势大多方折。二是大多沿用图画手法，保留了象形文字的特点。三是字的结构没有定型。从很多异体字来看，甲骨文的方向不一，偏旁可有可无，文字各部分位置也不确定。

举例：医，甲骨文写作“”，形似筐中装有箭头，也有解释为用钩子勾出病人身体所中之箭。

齿，写作“”，口中露出牙齿之形状。

病，初文“疒”，写成“”，形似人生病后倚靠在床上出汗的样子。

（二）金文

西周时期的文字，以金文为代表，它是铸刻在青铜器上的文字。这些青铜器以钟、鼎为代表，所以金文又称钟鼎文。

与甲骨文相比，金文主要具有以下特点：一是笔画比甲骨文粗壮，笔道用肥笔，屈曲圆转。这是由书写的材料不一样而产生的差异。二是字体发生了明显变化，象形的成分弱化，逐渐趋于符号化。三是形声字大量增加。据研究统计，甲骨文中的形声字占 20%左右，而金文中的形声字达到 50%以上。四是字的部件结构趋向定型。方向很少变换，各部件的位置比较固定。

举例：心，甲骨文出现不多，金文写成“”。耳，金文写成“”。身，金文写成“”。

（三）大篆

战国时期，诸侯割据，文字使用各行其是，汉字使用不统一。从总体上看，战国时期的文字可以分为两大类：一类是六国文字，即六国古文；二类是秦国文字，即大篆。六国文字的特点为异体繁多，简体盛行，出现大量无规律文字形体。大篆较为成熟，形体较为规范。其特点主要表现为三个方面：一是笔画工整匀称，左右均衡，字形呈椭圆状，竖长。二是笔画更加趋于线条化，线条细长、圆转，粗细相当。三是形体结构繁复。

（四）小篆

小篆主要保存在东汉许慎的《说文解字》中。《说文解字·叙》：“秦始皇初兼天下，丞相李斯乃奏同之，罢其不与秦文合者。斯作《仓颉篇》，中车府令赵高作《爰历篇》，太史令胡毋敬作《博学篇》，皆取史籀大篆，或颇省改，所谓小篆者也。”从这一记载说明，小篆是秦朝对籀文“省改”而成。现在普遍认为，小篆是春秋战国时期由秦国文字逐渐演变而成的，并非统一“省改”而成的。其特点有三：一是线条圆转匀称，笔画粗细一致，形体整齐。二是图画性进一步减弱，线条化、符号化进一步增强。三是字的结构基本定型规范。

举例：精，大篆写成“”，小篆写成“”。疾，大篆写成“”，小篆写成“”。

（五）隶书

段玉裁《说文解字·叙注》：“左书，谓其法便捷，可以佐助篆所不逮。”所以，隶书又名左书（佐书），是为了应付当时繁忙的官狱事务而产生的一种简便字体。其产生于秦朝初年，是由小篆简化演变而成的一种字体。一般分为“秦隶”和“汉隶”两个发展阶段。秦隶也叫古隶，只是把小篆形体曲线分化为方正平直的笔道，显得比小篆方正一些，是一种尚未完全成熟的隶书。汉隶也称为今隶，它从根本上改变了小篆的构形和笔道形态，扁方而规整，形成了“挑法”“波势”“波折”等有规有序的笔法。汉字走向隶书阶段，我们称为“隶变”，是汉字发展过程中的重要里程碑，标志着汉字由古文字系统向今文字系统转变。

举例：医，写成“醫”。心，写成“心”。耳，写成“耳”。

（六）楷书

楷书又叫真书或者正书。它产生于汉末魏晋时期，是由隶书演变而来的。因为其形体方正，笔画平直，堪称楷模，所以称为楷书。楷书书写方便，结构方正，一直沿用至今。

（七）简化字

简化字亦称简体字，是中华人民共和国成立以来推广使用的简化汉字。除港澳台地区之外，我国书写的汉字以简化字为主。

此外，我们常说的草书、行书等一般不属于正式的标准文字，而只是一种辅助性的字体，是在各种标准字体的基础上，做了一些写法上的变化，不属于汉字形体的自然演变。

三、汉字的造字法

汉字的造字法是指汉字的结构，即古代所谓的“六书”。《周礼·地官·保氏》：“保氏掌谏王恶，而养国子以道，乃教之六艺：一曰五礼，二曰六乐，三曰五射，四曰五驭，五曰六书，六曰九数。”“六书”之名，最早出于此。《汉书·艺文志》引用刘歆《七略》说:“古者八岁入小学，故《周礼》保氏掌养国子，教之六书，谓象形、象事、象意、象声、转注、假借，造字之本也。”这是关于“六书”最早的解释说明。关于“六书”具体化、理论化的论述是许慎的《说文解字·叙》:“周礼八岁入小学，保氏教国子先以六书：一曰指事，指事者，视而可识，察而见意，上下是也；二曰象形，象形者，画成其物，随体诘诎，日月是也；三曰形声，形声者，以事为名，取譬相成，江河是也；四曰会意，会意者，比类合谊，以见指撝，武信是也；五曰转注，转注者，建类一首，同意相受，考老是也；六曰假借，假借者，本无其字，依声托事，令长是也。”后来文字学著作一般按照如下顺序确定“六书”，即象形、指事、会意、形声、转注、假借。

（一）象形

《说文解字·叙》说:“象形者，画成其物，随体诘诎，日月是也。”“诘诎”是“曲折”“弯曲”的意思。意思是运用线条把客观实物的轮廓大致勾画出来，勾画的方法是随着客观实物形状的不同，字形也屈曲宛转而不同，“日”和“月”就是用象形的方法造出来的字。

象形是用简单的线条勾勒出事物的形状。

象形字举例：日、月、人、女、子、又、口、心、手、止、目、耳、牙、自、羊、牛、禾、木、来、刀、弓、矢、眉、石、果、瓜、巢。

（二）指事

《说文解字·叙》说:“指事者，视而可识，察而见意，上下是也。”意思是说，一看就可以认识，但要经过仔细考察之后才可以了解它的含义，“上”“下”就是用

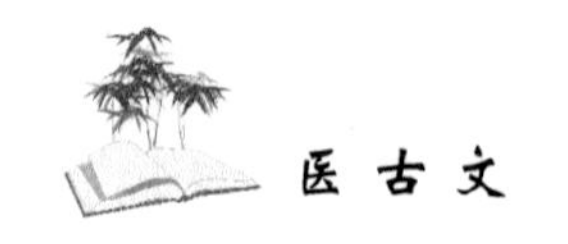

这种方法造出来的字。许慎对“指事”的界定显然不够明确。

指事是在象形字的基础上增加指示性的抽象符号，或只用纯粹的抽象符号来表示事物。

指事字举例：一、二、上、下、亦、寸、本、末、甘、刃、卒、血。

（三）会意

《说文解字·叙》说:“会意者，比类合谊，以见指㧑，武信是也。”“比”是并的意思，“谊”即义，“㧑”同挥。意思是把两个或两个以上意义有关联的字并在一起，从它们的联系或配合上表示出一种新的、通常是抽象的意义。“武”和“信”就是这样的字。

会意是合并几个相关的字，把它们的意义加以联系，从而表示一个新的意义。

会意字举例：武、信、从、北、取、休、及、苗、看、见、采、益、戒、秉、兼、间、莫、男、祭、戍。

（四）形声

《说文解字·叙》说:“形声者，以事为名，取譬相成，江河是也。”“事”指事物，“名”指字。意思是选一个与该事物相关的字作为新字的形旁，取一个读音相似的字作为新字的声旁，“江、河”就是用形声的方法造出来的字。形声字一般是由一个形符和一个声符组合而成的新字。形声字声旁和形旁配合大体有以下八种情况。

1. 左形右声。

琳、理、妈、牲、牺、惜、梧、岖、珠

2. 左声右形。

刚、顶、锦、攻、鸽、欣、鸠、判、刊

3. 上形下声。

草、宇、苹、苦、茅、箱、笺、罟、篇、萌

4. 上声下形。

盒、盅、盎、驾、赏、费、货、贡、资

5. 外形内声。

固、阁、闿、阉、阔、圈、闸、闺、囤、园、圃

6. 外声内形。

闻、问、闷、闽、辨

7. 形居一角。

疆、颖、修、颍

8. 声居一角。

旗、爬

（五）转注

《说文解字·叙》说："转注者，建类一首，同意相受，考老是也。"许慎对转注下的定义不够明确。另外，《说文解字》收录解释的 9 353 个小篆，没有一个字明确指出属于转注。一般认为，转注是意义相同或相近的两个字，相互解释。如，"问，讯也；讯，问也。"

（六）假借

《说文解字·叙》说："假借者，本无其字，依声托事，令长是也。"假借指语言中某一个字，本来没有替它造字，就依照它的声音，假借一个同音字来表示这个字的意义。

假借字举例：八、亦、其、北、来。如"八"，本义是分别，假借为数词使用。"亦"，原义是腋窝，假借作副词使用。"其"，原来是"箕"，假借作代词使用。"北"本来是两人相背，后假借作方位名词。"来"原来是麦的象形，后假借作动词。

四、古籍中的用字

（一）古今字

古今字是指古字和今字之间的关系。开始一个字同时具有几种含义，后来另造的新字分担古字表示的一部分概念。这两个字之间就构成了古今字的关系。

如：包与胞。《说文解字》："包象人裹妊；巳在中，象子未成形也。"其本义是胞胎，但"包"还兼有"包裹"等引申义。后来特地在"包"字左边加上"月"，以"胞"来分担"包"所表示的"胞胎"这一意义。

举例如下。

齐、剂：过当则伤和，是以微其齐也。（《鉴药》）

此处，"齐"为"剂"之古字，义为"剂量"。

支、肢：县吏尹世苦四支烦，口中干，不欲闻人声，小便不利。（《华佗传》）

此处，"支"为"肢"之古字，义为"肢体"。

差、瘥：偶然治差一病，则仰头戴面，而有自许之貌。（《大医精诚》）

此处，"差"为"瘥"之古字，义为"病愈"。

府、腑：清阳实四支，浊阴归六府。（《素问·阴阳应象大论》）

此处，"府"为"腑"之古字，意为"六腑"。

（二）通假字

所谓通假就是指古文中音同或音近的字的通用，它是古人在书写某个词的时候，放着本有的正字不用，临时借用一个音同或音近的字来代替而产生的一种用字现象。本有的正字叫本字，临时借用的字叫通假字。比如，"蚤"，本义是指"跳蚤"；"早"，本义是"早晨"。二字的含义、形体毫不相干，但古籍中常有用"蚤"通假作"早"。例如，"能使良医得蚤从事，则疾可已"。（《扁鹊仓公列传》）

举例如下。

“仓”通“苍”，“肝热者，色仓而爪枯”。(《素问·痿论》)

“文”通“纹”，“理者，是皮肤脏腑之文理也”。(《金匮要略》)

“央”通“殃”，“味过于辛，筋脉沮弛，精神乃央”。(《素问·生气通天论》)

“伎”通“技”，“肾者，作强之官，伎巧出焉”。(《素问·灵兰秘典论》)

“同”通“桐”，“时珍曰：海桐皮有巨刺，如龟甲之刺，或云即刺同也”。(《本草纲目》)

“县”通“悬”，“坐而起则目膜如毋见，心如县”。(《马王堆汉墓帛书》)

“利”通“痢”，“昔欧阳子暴利几绝”。(《串雅序》)

“奉”通“俸”，“今之游权门，食厚奉者”。(《串雅序》)

“卒”通“猝”，“卒然遭邪风之气”。(《伤寒论·自序》)

“鬲”通“膈”，“饮食不下，鬲塞不通，邪在胃脘”。(《针灸甲乙经》)

“内”通“纳”，“先煮麻黄，减二升，去上沫，内诸药”。(《伤寒论》)

“不”通“否”，“伤寒有几？其脉有变不”。(《难经》)

“锡”通“赐”，“经言：盛者写之，虚者补之，余锡以方士，而方士用之，尚未能十全”。(《素问·至真要大论》)

“哽”通“梗”，“脏腑冷热不调，气上下哽涩，结搏于喉间”。(《诸病源候论》)

“平”通“辨”，“撰用素问、九卷、八十一难、阴阳大论、胎胪药录并平脉辨证”。(《伤寒论·自序》)

“生”通“性”，“窃以动植形生，因方舛难”。(《新修本草·序》)

“泣”通“涩”，“寒气入经而稽迟，泣而不行，客于脉外则血少”。(《素问·举痛论》)

“荣”通“营”，“荣气虚则不仁”。(《素问·逆调论》)

“能”通“耐”，“元气虚不能寒，血虚不能热”。(《脾胃论》)

(三) 异体字

异体字指字形不同而音、义完全相同的字，在任何情况下都可以互相替代。异体字是为同一个词造出两个或更多的字作为代表，如：泪淚；勑敕；线線；鹅鵞；草艸；伞繖。但有些字看似异体字，实际不属于异体字，如：置寘；实寔；游遊；修脩。

五、常用工具书及检字法

(一) 工具书

一般的字典不能查询到的单音字读音和释义，可以查《康熙字典》《中华大字典》《尔雅》《经籍籑诂》《说文解字》等。

《康熙字典》由张玉书、陈廷敬编撰，是清朝康熙年间官方编撰的重要字书，它是在明朝《字汇》《正字通》两书的基础上加以增订而成的。字典采用部首分类法，按笔画排列单字，字典全书分为十二集，以十二地支为标识，每集又分为上、中、下三卷，并按韵母、声调和音节分类排列韵母表及其对应汉字，共收录汉字 47 035 个，是汉字研究的重要工具书。

《中华大字典》由陆费逵、欧阳溥存等编。该书共收录 4.8 万多字，包括方言字和翻译的新字，比《康熙字典》多出 1 000 多字。该书编撰的目的是弥补《康熙字典》的不足，力求取而代之，该书纠正了《康熙字典》中的错误达 2 000 多条，更简明、合理、有条理性。《中华大字典》是 20 世纪 80 年代以前中国字典中收录字数最多的字典。

如果要查找古代文献中的一些复音词、成语、典故、词组等，可以查阅《辞海》《辞源》和各种成语典故等辞书。如果为了了解虚词，工具书主要有《助字辨略》《经传释词》《词诠》《古书虚词集释》等。

如果要查人名、地名、历史年代、中医专业术语，可以查一些专门词典。如查人名，可以查《中国人名大辞典》，《中国医学人名志》是收录医学人物的重要工具书，另外《中医大辞典·医史文献分册》收集了医史人物词目 2 589 条，《古今图书集成·医部全录》第十二册《医术名流列传》，记载了从上古到明代近 3 000 人的医家简史。如查地名，可以参考《中国古今地名大辞典》。如查年代，可以参见《中国历史年代简表》。如查中医药专业名词术语，可以参见《中医大辞典》《中药大辞典》《中国医学大辞典》《中国药学大辞典》等。

（二）检字法

古书中有很多生僻字，增加了医古文阅读的难度。要解决这个问题，有时需要依靠工具书。一般使用的检字法有部首检字法、笔画检字法、音序检字法、韵部检字法，这里主要介绍部首检字法和韵部检字法。

1. 部首检字法。

汉字分为独体字和合体字，通常说法是“独体为文，合体为字”。许慎在《说文解字·叙》中说:“仓颉之初作书，盖依类象形，故谓之文，其后形声相益，即谓之字。文者物象本，字者言孳乳而浸多也。”汉字中有一小部分是“独体字”，大多数是“合体字”。“合体字”之间往往有相同的部分，称为“部首”或“偏旁”。如疾、病、疡、疮、痍在“疒”部，肚、肾、肺、肝、脾在“月”部。独体字在字典中往往也进行分类，编成若干部。如九、升、丘、向在“丿”部。根据部首查字典的方法，叫部首检字法。

《康熙字典》是按照部首编排，我们这里介绍其部首检字法。《康熙字典》将所收录的汉字分为 214 个部首，然后这些部首根据笔画数目从少到多分到十二集里，即“子（1-2 画）丑（3 画）寅（3 画）卯（4 画）辰（4 画）巳（4 画）午（4 画）

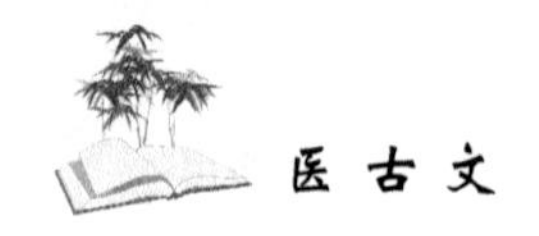

未（6画）申（6画）酉（7画）戌（8-9画）亥（10-17画）”。

子集

上：一丨丶丿乙亅二亠

中：人

下：儿入八冂冖冫几凵刀力勹匕匚匸十卜卩厂厶又

丑集

上：口囗

中：土士夂

下：夊夕大女

寅集

上：子宀寸小尢尸屮

中：山巛工己巾

下：干幺广廴廾弋弓彐彡彳

卯集

上：心

中：戈户手

下：支攴文斗斤方无

辰集

上：日曰月

中：木

下：欠止歹殳毋比毛氏气

巳集

上：水

中：火爪父爻爿片牙

下：牛犬

午集

上：玄玉瓜瓦甘生用田疋

中：疒癶白皮皿目矛矢

下：石示禸禾穴立

未集

上：竹米

中：糸缶网羊羽老而耒耳聿

下：肉臣自至臼舌舛舟艮色

申集

上：艸

中：虍虫

下：血行衣襾

酉集

上：见角言

中：谷豆豕豸贝赤走足身

下：车辛辰辵邑酉采里

戌集

上：金长门

中：阜隶隹雨青非面革韦韭音

下：页风飞食首香

亥集

上：马骨高髟斗鬯鬲鬼

中：鱼鸟

下：卤鹿麦麻黄黍黑黹黾鼎鼓鼠鼻齐齿龙龟龠

使用部首检字法，首先要分析字形，找出哪一个部分是偏旁部首。如，颈、项、领，这些字与“页”（本义是头）有关，归入“页”部。确定部首之后，数清部首以外的笔画，就可以去查该字在字典中的页码。

2. 韵部检字法。

韵部检字法实际上是我国古代的音序检字法。韵部就是指每字在音韵学上所属的部列。古代自金代平水韵流行后，以此官方修订的韵书韵部为准。明清时期的很多工具书是根据平水韵的序列“按韵统字，按字统事”进行编排的。比如《经籍籑诂》《佩文韵府》等。这里以《经籍籑诂》为例，来说明韵部检字法。

该书韵部次序排列如表 1 所示。

表 1　《经籍籑诂》韵部次序排列

<table>
<tr><td rowspan="2">平声</td><td>上平声</td><td>一东、二冬、三江、四支、五微、六鱼、七虞、八齐、九佳、十灰、十一真、十二文、十三元、十四寒、十五删</td></tr>
<tr><td>下平声</td><td>一先、二萧、三肴、四豪、五歌、六麻、七阳、八庚、九青、十蒸、十一尤、十二侵、十三覃、十四盐、十五咸</td></tr>
<tr><td colspan="2">上声</td><td>一董、二肿、三讲、四纸、五尾、六语、七麌、八荠、九蟹、十贿、十一轸、十二吻、十三阮、十四旱、十五潸、十六铣、十七篠、十八巧、十九皓、二十哿、二十一马、二十二养、二十三梗、二十四迥、二十五有、二十六寝、二十七感、二十八俭、二十九豏</td></tr>
</table>

续表

去声	一送、二宋、三绛、四寘、五未、六御、七遇、八霁、九泰、十卦、十一队、十二震、十三问、十四愿、十五翰、十六谏、十七霰、十八啸、十九效、二十号、二十一箇、二十二祃、二十三漾、二十四敬、二十五径、二十六宥、二十七沁、二十八勘、二十九艳、三十陷
入声	一屋、二沃、三觉、四质、五物、六月、七曷、八黠、九屑、十药、十一陌、十二锡、十三职、十四缉、十五合、十六叶、十七洽

按照韵部查字，首先不仅要知道这个字属于“平上去入”哪一声，还要知道它属于哪一韵，才可以查到。

研究性学习活动

古文献中的名医

学习目的

1. 结合本单元学习，恰当选题，明确研究内容，提高在阅读中发现问题的能力。

2. 运用比较研究法、历史研究法等对医古文阅读中出现的问题进行合作探究。

3. 能够形成一定的研究结论，并以多样化的形式表达、分享研究成果。

学习指导

1. 确定选题。

确定合适的研究点是研究性学习首要解决的问题。本单元的几篇文章都是有关名医事迹的。其文字的真伪可作稽考，其文献所援引人物可作旁证，其反映出来的学术思想、文化也可作研究，而所选研究点应该从什么地方来呢？阅读文本。只有熟悉文本内容，结合课堂教学及注解，才能发现问题，并考察其能否作为研究课题。

基于我们是初学者，尚缺乏一定的科研经验。我们的研究选题不宜过大、过宽、过深，而且我们教学的主旨仍立足于通过研究的方式来学习医古文。因而，在每篇选文后，都有编者拟出的参考选题，可供采用。当然也可就选文之外的医古文文献进行探究。

2. 搜集资料。

衡量一个问题能否研究得透彻，很大程度上看能否占有详尽的资料。资料可以来源于互联网、图书馆，从形式上看可以是文字资料、图片资料、音频和视频资料等，从内容上看可以是文献资料、研究资料等。

这些资料获取后，我们要能够去粗取精、去伪存真，将有价值的保留，为研究所用。比如《扁鹊传》一文，要研究其记载的扁鹊事迹的真伪，就必须尽可能多地查询含扁鹊相关记载的古文献、相关人物文献及前人已作研究的资料。

3. 合作探究。

建议采用以小组为单位、统分结合的方式进行。研究过程中涉及的方案，拟订提纲、计划、报告等，可先由组长撰写；然后小组内部进行交流，修改完善，根据方案、计划进行分工，具体到个人；最后组长将个人完成成果进行汇总，研讨得出结论，并以一定的形式呈现。呈现形式可以是研究报告、学术论文、文献综述、结题报告、调查报告等。

4. 成果交流。

第一，小组交流。每位同学结合自己的学习任务，分享成果，为全班交流做准备。

第二，全班交流。发言要言简意赅，突出重点，尽量脱稿，有条件可配以 PPT 演示文稿。其他同学对发言情况做评价。

第三，成果展示。可以将研究过程中的方案、提纲等过程性资料整理成册，放在教室，供其他同学学习借鉴。

学习评价

1. 从个人自评、小组互评、教师评价三个方面对各位同学在活动环节中的表现进行评价。

2. 教师对整体研究性学习情况进行评价。

参考选题

1. 扁鹊事迹考。
2. 华佗事迹考。
3. 《扁鹊传》援引人物考。
4. 《华佗传》援引人物考。
5. 某某名医的学术思想。
6. 扁鹊、华佗学术思想比较研究。
7. 二十四史中的名医传记考。
8. 神话传说中的名医事迹考。

第二单元

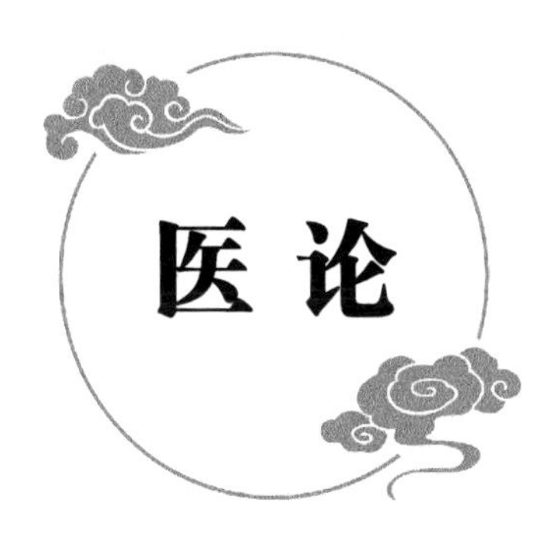

中国古代文章中蕴藏着很多关于生老病死的真知灼见，这些或长或短的言论蕴藏着古人的智慧，反映了那个时代的医学、哲学思想。

本单元所选文章以议论文为主，既有关于医德、医术的精辟论述，又有涉及生死、人生的哲学思考。我们要通过学习这些言而有据、文理兼通的医论，努力提升自己的阅读和思辨能力，从而培养质疑和探究精神。

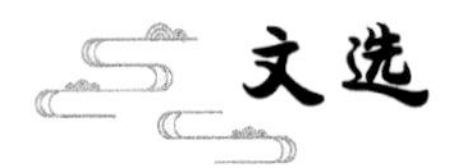

文选

四气调神大论

学习目标

1. 解释“发陈”“蕃秀”“容平”“闭藏”“苛疾”“内格”等词语的内涵，举例说明顺四时养生的原理及其意义。

2. 举例说明“春夏养阳，秋冬养阴”的理论原则及其应用价值。

3. 讨论文章思想对现代人养生的意义。

文章导读

文章选自《黄帝内经·素问》，人民卫生出版社1956年版。医论是关于医学见解、观点的论述性文体。《黄帝内经·素问》第一卷一共有四篇，包括《上古天真论》（以论寿运为中心）、《四气调神大论》（以论年运为中心）、《生气通天论》（以论日运为中心）、《金匮真言论》（以论五脏运为中心）。

本文是对《上古天真论》中关于“法于阴阳，和于术数，起居有常”及“虚邪贼风避之有时”等观点的进一步讨论。

重点字词

发陈、夜卧早起、蕃秀、痎疟、容平、飧泄、闭藏、痿厥、德、交通、菀槁、生气、内格

春三月[1]，此谓发陈[2]。天地俱生，万物以荣[3]，夜卧早起[4]，广步于庭[5]，被发缓形[6]，以使志生；生而勿杀，予而勿夺，赏而勿罚[7]，此春气之应，养生之道[8]也。逆之则伤肝，夏为寒变[9]，奉长者少。

问题磁场

春季养生调神的方法和意义是什么？违背春季养生调神的危害有哪些？

[1] 春三月：包括立春、雨水、惊蛰、春分、清明、谷雨六个节气。

［2］发陈：推陈出新。

［3］万物以荣：万物欣欣向荣。

［4］夜卧早起：晚睡早起。夜，晚。

［5］广步于庭：在庭院慢慢散步。

［6］被发缓形：披散头发，松缓衣带，让形体舒展。被，通“披”，披散。

［7］生而勿杀，予而勿夺，赏而勿罚：这里的“生、予、赏”是指精神志意活动顺应春阳生发之气，“杀、夺、罚”是指精神志意活动违逆春阳生发之气。

［8］养生之道：保养春生之气的方法。

［9］夏为寒变：阳气衰微而引起的寒性病变。

夏三月[10]，此谓蕃秀[11]。天地气交，万物华实[12]，夜卧早起，无厌于日[13]，使志无怒，使华英成秀[14]，使气得泄，若所爱在外[15]，此夏气之应，养长之道也。逆之则伤心，秋为痎疟[16]，奉收者少[17]，冬至重病。

问题磁场

夏季养生调神的方法和意义是什么？违背夏季养生调神的危害有哪些？

［10］夏三月：包括立夏、小满、芒种、夏至、小暑、大暑六个节气。

［11］蕃（fān）秀：繁茂秀美。

［12］华实：活用作动词，开花结果。华，通“花”，花朵。实，果实。

［13］无厌于日：不要厌恶夏天白天长且炎热。

［14］使华英成秀：要使人的神气旺盛饱满。

［15］若所爱在外：使体内阳气宣发于外，好像是“所爱”之物在外，以与夏季阳盛的环境相适应。

［16］痎（jiē）疟（nüè）：疟疾的总称。痎，二日发作一次的疟疾。

［17］奉收者少：提供给秋天养收的基础就差。

秋三月[18]，此谓容[19]平[20]。天气以急，地气以明，早卧早起，与鸡俱兴[21]，使志安宁，以缓秋刑[22]，收敛神气，使秋气平，无外其志，使肺气清[23]，此秋气之应，养收之道也。逆之则伤肺，冬为飧泄[24]，奉藏者少[25]。

问题磁场

秋季养生调神的方法和意义是什么？违背秋季养生调神的危害有哪些？

［18］秋三月：包括立秋、处暑、白露、秋分、寒露、霜降六个节气。

［19］容：生物的形态。

［20］平：万物形态平定，不再繁盛生长。

［21］与鸡俱兴：言人之起居时间与鸡之起居时间一致。

［22］以缓秋刑：减缓肃杀之气对人体的影响。

［23］使肺气清：使肺气清肃。

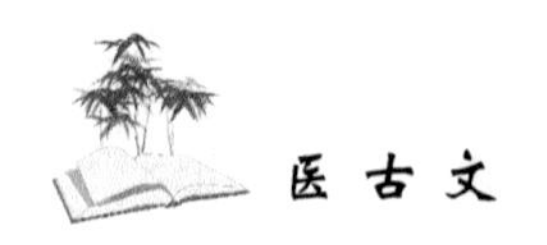

[24] 飧（sūn）泄：腹泻。肺属金，旺于秋，秋失所养故伤肺，肺伤则肾水失其所生，故当冬令而为肾虚飧泄。

[25] 奉藏者少：秋天养生不好，提供给冬天养藏的基础就差。

冬三月[26]，此谓闭藏[27]。水冰地坼[28]，无扰乎阳[29]，早卧晚起，必待日光[30]，使志若伏若匿，若有私意，若已有得[31]，去寒就温[32]，无泄皮肤，使气亟[33]夺[34]，此冬气之应，养藏之道也。逆之则伤肾，春为痿厥[35]，奉生者少[36]。

问题磁场

冬季养生调神的方法和意义是什么？违背冬季养生调神的危害有哪些？

[26] 冬三月：包括立冬、小雪、大雪、冬至、小寒、大寒六个节气。

[27] 闭藏：生机潜伏，阳气内藏。

[28] 坼（chè）：裂。

[29] 无扰乎阳：不要惊扰体内的阳气。

[30] 必待日光：等待太阳出来以避阴寒。

[31] 若有私意，若已有得：使神志内藏，安静自若，好像有隐私而不外泄，得到心爱之物而窃喜。

[32] 去寒就温：离开寒冷的地方，接近温暖的地方。

[33] 亟（jí）：屡次。

[34] 夺：损失，耗伤。

[35] 痿（wěi）厥：手足软弱无力而逆冷。此由违背冬藏之气，损伤肾脏，不能提供春天养生的条件而引起。

[36] 奉生者少：冬天没有很好地养“藏”，到春天阳气应当生而不能生。

天气清净，光明者也，藏德[37]不止，故不下也。天明则日月不明[38]，邪害空窍，阳气者闭塞，地气者冒明[39]，云雾不精，则上应白露不下，交通[40]不表[41]，万物命故不施[42]，不施则名木[43]多死。恶气不[44]发，风雨不节，白露不下，则菀槁[45]不荣。贼风[46]数[47]至，暴雨数起，天地四时不相保，与道相失，则未央[48]绝灭。唯圣人从之，故身无奇[49]病，万物不失，生气[50]不竭。

问题磁场

这一段蕴含着我国古代哪些哲学观念？

[37] 藏德：推动自然万物生长的作用和力量。

[38] 日月不明：日月失去光辉。

[39] 冒明：壅闭不清。

[40] 交通：天地之气的升降运动。

[41] 表：彰著。

[42] 施：延续。

［43］名木：高大的树木。

［44］不：通“丕”，即“太”之意。

［45］菀（yù）槁：枯槁。

［46］贼风：指自然界中不正常的、能给万物带来危害的邪气。

［47］数（shuò）：频繁。

［48］未央：不到一半。

［49］奇：当为“苛”字。

［50］生气：生机。

逆春气则少阳不生，肝气内变；逆夏气则太阳不长，心气内洞[51]；逆秋气则太阴不收，肺气焦满[52]；逆冬气则少阴不藏，肾气独沉[53]。夫四时阴阳者，万物之根本也。所以圣人春夏养阳，秋冬养阴[54]，以从其根，故与万物沉浮于生长之门。逆其根，则伐其本，坏其真矣。故阴阳四时者，万物之终始也，死生之本也，逆之则灾害生，从之则苛疾[55]不起，是谓得道[56]。道者，圣人行之，愚者佩[57]之。从阴阳则生，逆之则死；从之则治[58]，逆之则乱[59]。反顺为逆，是谓内格[60]。

问题磁场

顺应四时养生的原则和重要性是什么？

［51］内洞：洞，空虚。言逆夏长之气，则太阳之令不能盛长而心气内虚为病。

［52］肺气焦满：肺叶焦，肺气满。言逆秋收之气，则少阴之令不能收敛而肺气不利为病。

［53］肾气独沉：肾气失藏而下泄为病。

［54］春夏养阳，秋冬养阴：春夏顺从生长之气蓄养阳气，秋冬顺从收藏之气蓄养阴气。

［55］苛（kē）疾：指疾病。苛，通“疴”，病。

［56］道：养生的法则。

［57］佩：通“背”，违背。

［58］治：正常。

［59］乱：紊乱。

［60］内格：人体内的脏腑气血活动与自然界的阴阳变化不相协调。

是故圣人不治已病治未病，不治已乱治未乱，此之谓也。夫病已成而后药之，乱已成而后治之，譬如渴而穿井，斗而铸锥[61]，不亦晚乎？

［61］铸锥：铸造兵器。

巩固练习

一、选择题

1. “广步于庭”中“步”的意思是（　　）。

A. 跑步　　B. 步数　　C. 前往　　D. 慢走

2. “被发缓形”中“被”的意思是（　　）。

A. 通“披”　　B. 被子　　C. 被动　　D. 覆盖

3. “万物华实”中“华”的意思是（　　）。

A. 繁华　　B. 华丽　　C. 花朵　　D. 通“花”，开花

4. “去寒就温”中“去”的意思是（　　）。

A. 离开　　B. 前往　　C. 去除　　D. 去掉

5. “名木多死”中“名”的意思是（　　）。

A. 名贵　　B. 名气　　C. 高大　　D. 著名

6. “从之则治，逆之则乱”中“治”和“乱”是一对（　　）。

A. 近义词　　B. 同义词　　C. 反义词　　D. 同源词

二、填空题

1. “生而勿杀，予而勿夺，赏而勿罚”中，“生、予、赏”是指精神志意活动顺应________。

2. “与鸡俱兴”中“兴”的意思是________。

3. “从之则苛疾不起”中的“苛”通________，意思是________。

4. “内格”的意思是________。

三、翻译题

1. 生而勿杀，予而勿夺，赏而勿罚，此春气之应，养生之道也。

2. 天气清净，光明者也，藏德不止，故不下也。

3. 天明则日月不明，邪害空窍，阳气者闭塞，地气者冒明，云雾不精，则上应白露不下，交通不表，万物命故不施，不施则名木多死。

4. 夫病已成而后药之，乱已成而后治之，譬如渴而穿井，斗而铸锥，不亦晚乎？

四、问答题

1. 举例说明“春夏养阳，秋冬养阴”的中医学依据。

2.《黄帝内经》中这段选文体现了治未病的哪些预防观？

3. 举例说明如何顺应四时养生？

资料链接

二十四节气歌

春雨惊春清谷天，夏满芒夏暑相连。
秋处露秋寒霜降，冬雪雪冬小大寒。

上古天真论

昔在黄帝，生而神灵，弱而能言，幼而徇齐，长而敦敏，成而登天。

乃问于天师曰：余闻上古之人，春秋皆度百岁，而动作不衰；今时之人，年半百而动作皆衰者。时世异耶？人将失之耶？

岐伯对曰：上古之人，其知道者，法于阴阳，和于术数，食饮有节，起居有常，不妄作劳，故能形与神俱，而尽终其天年，度百岁乃去。

今时之人不然也，以酒为浆，以妄为常，醉以入房，以欲竭其精，以耗散其真，不知持满，不时御神，务快其心，逆于生乐，起居无节，故半百而衰也。

夫上古圣人之教下也，皆谓之虚邪贼风，避之有时，恬惔虚无，真气从之，精神内守，病安从来。

是以志闲而少欲，心安而不惧，形劳而不倦，气从以顺，各从其欲，皆得所愿。故美其食，任其服，乐其俗，高下不相慕，其民故曰朴。

是以嗜欲不能劳其目，淫邪不能惑其心，愚智贤不肖，不惧于物，故合于道。所以能年皆度百岁而动作不衰者，以其德全不危也。

帝曰：人年老而无子者，材力尽邪？将天数然也？

岐伯曰：女子七岁肾气盛，齿更发长。

二七而天癸至，任脉通，太冲脉盛，月事以时下，故有子。

三七肾气平均，故真牙生而长极。

四七筋骨坚，发长极，身体盛壮。

五七阳明脉衰，面始焦，发始堕。

六七三阳脉衰于上，面皆焦，发始白。

七七任脉虚，太冲脉衰少，天癸竭，地道不通，故形坏而无子也。

丈夫八岁肾气实，发长齿更。

二八肾气盛，天癸至，精气溢泻，阴阳和，故能有子。

三八肾气平均，筋骨劲强，故真牙生而长极。

四八筋骨隆盛，肌肉满壮。

五八肾气衰，发堕齿槁。

六八阳气衰竭于上，面焦，发鬓斑白。

七八肝气衰，筋不能动，天癸竭，精少，肾脏衰，形体皆极。

八八则齿发去。

肾者主水，受五藏六腑之精而藏之，故五脏盛，乃能泻。

今五脏皆衰，筋骨解堕，天癸尽矣，故发鬓白，身体重，行步不正，而无子耳。

帝曰：有其年已老而有子者，何也？

岐伯曰：此其天寿过度，气脉常通，而肾气有余也。此虽有子，男不过尽八八，女不过尽七七，而天地之精气皆竭矣。

帝曰：夫道者，年皆百数，能有子乎？

岐伯曰：夫道者，能却老而全形，身年虽寿，能生子也。

黄帝曰：余闻上古有真人者，提挈天地，把握阴阳，呼吸精气，独立守神，肌肉若一，故能寿敝天地，无有终时，此其道生。中古之时，有至人者，淳德全道，和于阴阳，调于四时，去世离俗，积精全神，游行天地之间，视听八达之外，此盖益其寿命而强者也，亦归于真人。其次有圣人者，处天地之和，从八风之理，适嗜欲于世俗之间。无恚嗔之心，行不欲离于世，被服章，举不欲观于俗，外不劳形于事，内无思想之患，以恬愉为务，以自得为功，形体不敝，精神不散，亦可以百数。其次有贤人者，法则天地，像似日月，辨列星辰，逆从阴阳，分别四时，将从上古合同于道，亦可使益寿而有极时。（《黄帝内经·素问》）

探究活动

文章体现出来的天人合一的季节养生法对现代人调理作息、养生保健有何启示？请同学们在网络学习平台上进行讨论。同时，请教师组织一次中医药专家主讲的季节养生保健专题讲座。

神灭论

学习目标

1. 解释“形”“神”“质”“用”等词语的内涵，分析文章包含的哲学思想。
2. 学习文章的论辩艺术，讨论文章“无神论”观点的社会意义。
3. 感受作者坚持真理、不屈不挠的大无畏精神，探讨文章积极的现实意义。

文章导读

本文选自《弘明集》，中华书局2011年版。作者范缜，字子真，南乡舞阴（今河南泌阳羊册镇古城一带）人，大约出生于450年，卒于515年。他是南北朝时期杰出的无神论者。范缜少年时家境贫苦，曾经拜名儒刘瓛为师，虽整日穿着布衣草鞋，但在同门面前毫无愧色，学成之后步入仕途，历任湖北宜都太守、福建晋安太守、尚书殿中郎等职，后贬官至广州，不知所终。

《神灭论》的发表，在南北朝佛教盛行的年代引起了巨大轰动，在我国古代思想史上具有划时代意义。文章采用客主问答形式，针对佛教"神不灭"思想，指出人的形和神是互相结合的统一体，系统阐述了无神论思想，具有积极的实践意义。

重点字词

形、神、质、用、荣体、枯体、区分、圆极、逸、神而明之、穷匮、逢掖、行间、森罗、无为

或问予云："神灭，何以知其灭也？"答曰："神即形也，形即神也[1]。是以形存则神存，形谢[2]则神灭也。"

问题磁场

形、神之间的关系是什么？

[1] 神即形也，形即神也：意为形体和精神结合，融为一体。即，是，这里有"结合""渗透"之义。

[2] 谢：衰亡。

问曰："形者无知之称，神者有知之名，知与无知[3]，即事有异，神之与形，理不容一，形神相即[4]，非所闻也。"答曰："形者神之质[5]，神者形之用[6]，是则形称其质，神言其用，形之与神，不得相异[7]也。"

[3] 知与无知：事物有区别的意思。

[4] 相即：相结合，相统一。

[5] 质：本质，物质实体。

[6] 用：功能。

[7] 异：分离。

问曰："神故[8]非质，形故非用，不得为异，其义安在？"答曰："名殊[9]而体一也。"

[8] 故：固。

[9] 殊：不同。

问曰："名既已殊，体何得一？"答曰："神之于质，犹利[10]之于刃，形之于用，犹刃之于利，利之名非刃也，刃之名非利也。然而舍利无刃，舍刃无利，未闻刃没而利存，岂容形亡而神在。"

[10] 利：刀刃的锋利。

问曰："刃之与利，或如来说[11]，形之与神，其义不然。何以言之？木之质无知也，人之质有知也，人既有如木之质，而有异木之知，岂非木有其一，人有其二邪[12]？"答曰："异哉言乎！人若有如木之质以为形，又有异木之知以为神，则可如来论也。今人之质，质有知也，木之质，质无知也，人之质非木质也，木之质非人质也，安在有如木之质而复有异木之知哉！"

问题磁场

作者是怎样来论证"形质神用"观点的？

[11] 来说：刚才的说法。

[12] 岂非木有其一，人有其二邪："其一"是指质，也就是形。"其二"是指质和知，也就是形和神。

问曰："人之质所以异木质者，以其有知耳。人而无知，与木何异？"答曰："人无无知之质犹木无有知之形。"

问曰："死者之形骸[13]，岂非无知之质邪？"答曰："是无知之质也。"

[13] 形骸（hái）：躯壳。

问曰："若然者，人果有如木之质，而有异木之知矣。"答曰："死者有如木之质，而无异木之知；生者有异木之知，而无如木之质也。"

问曰："死者之骨骼，非生者之形骸邪？"答曰："生形之非死形，死形之非生形，区已革[14]矣。安有生人之形骸，非有死人之骨骼哉？"

[14] 区已革：区别非常明显。区，区别。已，通"以"。革，更改。

问曰："若生者之形骸非死者之骨骼，死者之骨骼，则应不由生者之形骸，不由生者之形骸，则此骨骼从何而至此邪？"答曰："是生者之形骸，变为死者之骨骼也。"

问曰："生者之形骸虽变为死者之骨骼，岂不因[15]生而有死，则知死体犹生体也。”答曰：“如因荣木[16]变为枯木，枯木之质，宁是荣木之体！”

[15] 因：由，从。
[16] 荣木：生长着的树木。

问曰：“荣体变为枯体，枯体即是荣体；丝体变为缕[17]体，缕体即是丝体，有何别焉？”答曰：“若枯即是荣，荣即是枯，应荣时凋零，枯时结实也。又荣木不应变为枯木，以荣即枯，无所复变也。荣枯是一，何不先枯后荣？要[18]先荣后枯，何也？丝缕之义，亦同此破。”

[17] 缕：线。
[18] 要：总是那样。

问曰：“生形之谢，便应豁然都尽，何故方受死形，绵历未已邪？”答曰：“生灭之体，要有其次故也。夫欻[19]而生者必欻而灭，渐而生者必渐而灭。欻而生者，飘骤[20]是也；渐而生者，动植[21]是也。有欻有渐，物之理也。”

[19] 欻（xū）：忽然。
[20] 飘骤：暴风骤雨。
[21] 动植：动植物。

问曰：“形即是神者，手等亦是神邪？”答曰：“皆是神之分也。”

问曰：“若皆是神之分，神既能虑，手等亦应能虑也？”答曰：“手等亦应能有痛痒之知，而无是非之虑。”

问曰：“知之与虑，为一为异？”答曰：“知即是虑，浅则为知，深则为虑。”

问曰：“若尔，应有二虑。虑既有二，神有二乎？”答曰：“人体惟一，神何得二。”

问曰：“若不得二，安有痛痒之知，复有是非之虑？”答曰：“如手足虽异，总为一人；是非痛痒虽复有异，亦总为一神矣。”

问曰：“是非之虑，不关手足，当关何处？”答曰：“是非之虑，心器所主[22]。”

[22] 是非之虑，心器所主：意为辨别是非的思维，是心脏掌管的功能。虑，思考。主，掌管。

问题磁场

手也是形体，是不是具有精神呢？作者是如何回答这个问题的？

问曰："心器是五藏之主，非邪？"答曰："是也。"

问曰："五藏有何殊别，而心独有是非之虑乎？答曰："七窍亦复何殊，而司用不均[23]。"

［23］均：同。

问曰："虑思无方[24]，何以知是心器所主？"答曰："五藏各有所司，无有能虑者，是以知心为虑本。"

［24］无方："无常"之义。

问曰："何不寄在眼等分中？"答曰："若虑可寄于眼分，眼何故不寄于耳分邪？"

问曰："虑体无本，故可寄之于眼分；眼自有本，不假[25]寄于佗分也。"答曰："眼何故有本而虑无本；苟无本于我形，而可遍寄于异地，亦可张甲之情，寄王乙之躯，李丙之性，托赵丁之体。然乎哉？不然也。"

［25］假：借。

问曰："圣人形犹凡人之形，而有凡圣之殊，故知形神异矣。"答曰："不然。金之精者能昭[26]，秽者不能昭，有能昭之精金，宁有不昭之秽质。又岂有圣人之神而寄凡人之器，亦无凡人之神而托圣人之体。是以八采[27]、重瞳[28]，勋、华之容[29]；龙颜、马口[30]，轩、皞之状[31]，此形表之异也。比干之心，七窍列角[32]，伯约之胆，其大若拳[33]，此心器之殊也。是知圣人定分[34]，每绝常品[35]，非惟道革群生[36]，乃亦形超万有[37]。凡圣均体，所未敢安。"

［26］昭：通"照"：照射。

［27］八采：八种颜色。相传尧的眉毛有八种颜色。

［28］重瞳（tóng）：眼中两个瞳子。相传舜眼睛重瞳。

［29］勋：放勋，尧的名。华：重华，舜的名。

［30］龙颜：相传黄帝面额似龙。马口：相传皋陶口似马。

［31］轩：轩辕氏，黄帝之号。皞：同"皋"，皋陶，传说为东夷族的首领。

［32］比干之心，七窍列角：比干因屡次劝谏商纣王，而被纣王借口"圣人心有七窍"，遂剖观其心而死。比干，商代贵族，纣王的叔父。

［33］伯约之胆，其大若拳：姜维死后，魏兵剖其腹，发

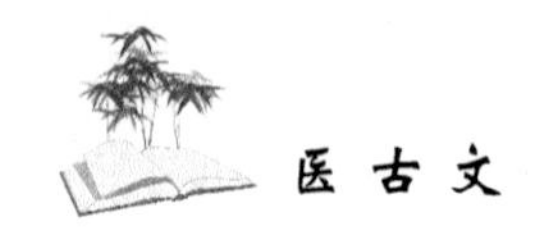

现他的胆如拳头一般大。

[34] 定分：天定的资质。

[35] 绝：超过。常品：这里指一般的人。

[36] 道：这里指神。群生：众人。

[37] 万有：宇宙间所有事物，这里指众人。

问曰："子云圣人之形必异于凡者，敢问阳货[38]类仲尼，项籍[39]似虞帝[40]，舜、项、孔、阳，智革形同，其故何邪?"答曰："珉[41]似玉而非玉，鸡类凤而非凤，物诚有之，人故宜尔。项、阳貌似而非实似，心器不均，虽貌[42]无益也。"

[38] 阳货：一作"阳虎"。春秋后期季孙氏的家臣，曾掌握鲁国国政。其容貌似孔子。

[39] 项籍：秦末农民起义领袖，字羽。传说项羽亦重瞳子，故言"似虞帝"。

[40] 虞帝：指舜。

[41] 珉（mín）：似玉的美石。

[42] 貌：貌似。

问曰："凡圣之殊，形器不一，可也；圣人圆极[43]，理无有二，而立、旦[44]殊姿，阳、文[45]异状，神不系[46]色，于此益明矣。"答曰："圣同于心器，形不必同也，犹马殊毛而齐逸[47]，玉异色而均美。是以晋棘、楚和[48]，等价连城[49]，骅骝、騄骊[50]，俱致千里。"

[43] 圆极：非常圆满。

[44] 立：一本作为"丘"，丘为孔子之名。旦：周公之名。

[45] 阳：一本作"汤"，汤，又称武汤、成汤等，商朝的建立者。文：指周文王，商末周族领袖，姬姓，名昌，商纣时为西伯，亦称伯昌。

[46] 系：依附。

[47] 逸：奔跑。

[48] 晋棘：晋国垂棘所产之玉，用作美玉的通称。楚和：和氏璧，由春秋时期楚人卞和得之于山中，故称。

[49] 等价连城：意为极贵重之物。

[50] 骅骝（huá liú）、騄骊（lù lí）：皆古骏马名。

问曰："形神不二，既闻之矣，形谢神灭，理固宜然，敢问《经》云：'为之宗庙，以鬼飨之。'[51]何谓也?"答曰："圣人之教然也，所以弭孝子之心，而厉渝薄之意[52]，神而明之[53]，此之谓矣。"

[51]《经》：指《孝经》，"为之宗庙，以鬼飨之"语出《孝经·丧亲》，意为替祖先建立宗庙，用鬼礼祭献他们。宗庙：古代帝王、诸侯或大夫、士祭祀祖宗的处所。飨：祭献。

[52] 厉：通"励"，劝告。渝：背弃。薄：浮薄。

[53] 神而明之："神明"谓无所不知，如神之明。

问曰："伯有[54]被甲，彭生[55]豕见，《坟》《索》[56]著其事，宁是设教而已邪？"答曰："妖怪茫茫，或存或亡，强死[57]者众，不皆为鬼，彭生、伯有，何独能然，乍[58]为人豕，未必齐、郑之公子也。"

[54] 伯有：春秋时期郑国大夫良宵。"伯有"是他的字。

[55] 彭生：春秋时期齐国公子。相传他死后变为野猪出现。事见《左传·庄公八年》。

[56]《坟》《索》：指《三坟》《八索》。泛指我国最古的典籍，这里指《左传》。

[57] 强死：死于非命。

[58] 乍：骤然。

问曰："《易》称：'故知鬼神之情状，与天地相似而不违。'又曰：'载鬼一车。'[59]其义云何？"答曰："有禽焉，有兽焉，飞走之别也；有人焉，有鬼焉，幽明之别也。人灭而为鬼，鬼灭而为人，则未之知也。"

问题磁场

作者如何论述佛教盛行的社会弊端？

[59] "《易》称"句：以下两则引语，前者出于《周易·系辞上》，文字略有改动，后者引自《易·睽》。

问曰："知此神灭，有何利用耶？"答曰："浮屠[60]害政，桑门蠹俗[61]，风惊雾起，驰荡不休，吾哀其弊，思拯其溺。夫竭财以赴僧，破产以趋佛，而不恤亲戚，不怜穷匮[62]者何？良由厚我之情深，济物之意浅。是以圭撮[63]涉于贫友，吝情动于颜色；千钟[64]委于富僧，欢意畅于容发。岂不以僧有多稌[65]之期，友无遗秉[66]之报，务施阙于周急，归德必于在己。又惑以茫昧之言，惧以阿鼻之苦[67]，诱以虚诞之辞，欣以兜率[68]之乐。故舍逢掖[69]，袭横衣[70]，废俎豆[71]，列瓶钵[72]，家家弃其亲爱，人人绝其嗣续。致使兵挫于行间[73]，吏空于官府，粟罄[74]于惰游，货殚于泥木[75]。所以奸宄弗胜[76]，颂声尚拥[77]，惟此之故，其流莫已，其病无垠[78]。若陶甄[79]禀于自然，森罗均于独化[80]，忽焉自有，恍[81]尔而无，来也不御，去也不追，乘夫天理，各安[82]其性。小人甘其垄亩[83]，君子保其恬素[84]，耕而食，食不可穷也，蚕[85]而衣，衣不可尽也，下有余以奉其上，上无为[86]以待其下，可以全生，可以匡[87]国，可以霸君[88]，用此道也。”

[60] 浮屠：佛，梵语音译，或作“佛陀”“浮图”“勃驮”。

[61] 桑门：梵语音译，或作“沙门”。蠹俗：风化败坏。

[62] 穷匮：贫困。匮，缺乏，不足。

[63] 圭撮（cuō）：古代容量单位。六粟为一圭，十圭为一撮，一说四圭为一撮，这里形容容量极少。

[64] 钟：古代容量单位，一钟合六斛四斗。

[65] 稌（tú）：稻。

[66] 秉：稻把子。

[67] 阿鼻：佛教所称地狱名，为八大地狱的第八地狱。

[68] 兜率：梵语音译。亦作“兜率陀”“兜术”“都史多”“睹史多”，佛都所称欲界六天中的第四天，意为受乐知足而生欢喜之心。

[69] 逢掖：古代读书人所穿的一种袖腋宽大的衣服。逢，大。掖，通“腋”，袖腋。

[70] 袭：衣上加衣，套上。横衣：指和尚所穿之袈裟。

[71] 俎（zǔ）豆：俎和豆都是古代祭祀是用以盛物的利器。

[72] 瓶钵（bō）：僧徒所持的饮食器。

[73] 行间：行伍。

[74] 罄（qìng）：尽，完。

[75] 殚：竭尽。泥木：这里指兴建寺院，雕塑佛像。

[76] 奸宄（guǐ）：指犯法作乱的人。弗：不。胜：尽。

[77] 颂声：指颂念佛经之声。拥，壅塞，充斥。

[78] 垠：边际，尽头。

[79] 陶甄（zhēn）：造就，培育，这里指万物的培育，亦作“甄陶”。

[80] 森罗：森然罗列，这里指万物的罗列。均：调和，调节。独化：指事物自己变化，不借助外力。

[81] 恍（huǎng）：“恍”的异体字，忽然。

[82] 安：习惯。

［83］甘：认为……是乐事，意动用法。垄亩：这里指田间劳作。

［84］恬（tián）素：安静质朴。

［85］蚕：养蚕，用作动词。

［86］无为：无所作为，指少用严刑峻法。

［87］匡：救助。

［88］霸君：把持君位，即称君。霸，把，把持。

巩固练习

一、选择题

1.“神即形也”中“即”的意思是（　　）。

A. 结合　　B. 即使　　C. 靠近　　D. 遇到

2.“或如来说”中“来说”的意思是（　　）。

A. 刚才的说法　　B. 来讲　　C. 过来告诉　　D. 过去说话

3.“是以知圣人区分”中“区分”的意思是（　　）。

A. 区别　　B. 名分　　C. 相同的特征　　D. 区别对待

4.“《坟》《索》著其事”中的“《坟》《索》”不是指（　　）。

A. 泛指最古的典籍　　B.《三坟》《八索》

C.《左传》　　D.《易经》

5.“是以圭撮涉于贫友”中“圭撮”的意思错误的一项是（　　）。

A. 古代容量单位　　B. 六粟为一圭

C. 形容容量大　　D. 十圭为一撮

二、填空题

1. 文章体现“形”和“质”关系的句子是____________________。

2.“骅骝、騄骊”在古代是指________。

3.“逢掖”中的“掖”通________，意思是________。

4.“无为”在文中是指________。

三、翻译题

1. 形者神之质，神者形之用，是则形称其质，神言其用，形之与神，不得相异也。

2. 生形之谢，便应豁然都尽，何故方受死形，绵历未已邪?

3. 金之精者能昭，秽者不能昭，有能昭之精金，宁有不昭之秽质。又岂有圣人之神而寄凡人之器，亦无凡人之神而托圣人之体。

4. 若陶甄禀于自然，森罗均于独化，忽焉自有，怳尔而无，来也不御，去也不追，乘夫天理，各安其性。

四、问答题

1. 文中列举了哪些人名？查找资料解释之。

2. 文章所表达观点的进步性体现在哪里?

资料链接

范缜，字子真，南乡舞阴人也。晋安北将军汪六世孙。祖璩之，中书郎。父濛，早卒。缜少孤贫，事母孝谨。年未弱冠，闻沛国刘瓛聚众讲说，始往从之。卓越不群而勤学，瓛甚奇之，亲为之冠。在瓛门下积年，去来归家，恒芒屩布衣，徒行于路。瓛门多车马贵游，缜在其门，聊无耻愧。既长，博通经术，尤精《三礼》。性质直，好危言高论，不为士友所安。唯与外弟萧琛相善，琛名曰口辩，每服缜简诣。

起家齐宁蛮主簿，累迁尚书殿中郎。永明年中，与魏氏和亲，岁通聘好，特简才学之士，以为行人。缜及从弟云、萧琛、琅邪颜幼明、河东裴昭明相继将命，皆著名邻国。于时竟陵王子良盛招宾客，缜亦预焉。建武中，迁领军长史。出为宜都太守，母忧去职，归居于南州。义军至，缜墨绖来迎。高祖与缜有西邸之旧，见之甚悦。及建康城平，以缜为晋安太守，在郡清约，资公禄而已。视事四年，征为尚书左丞。缜去还，虽亲戚无所遗，唯饷前尚书令王亮。缜仕齐时，与亮同台为郎，旧相友，至是亮被摈弃在家。缜自迎王师，志在权轴，既而所怀未满，亦常怏怏，故私相亲结，以矫时云。后竟坐亮徙广州，语在亮传。

初，缜在齐世，尝侍竟陵王子良。子良精信释教，而缜盛称无佛。子良问曰："君不信因果，世间何得有富贵，何得有贫贱?"缜答曰："人之生譬如一树花。同发一枝，俱开一蒂，随风而堕，自有拂帘幌坠于茵席之上，自有关篱墙落于溷粪之侧。坠茵席者，殿下是也；落粪溷者，下官是也。贵贱虽复殊途，因果竟在何处?"子良不能屈，深怪之。缜退论其理，著《神灭论》。(《梁书·范缜传》)

探究活动

从现代医学角度分析《神灭论》，探究其体现出来的唯物主义思想，以班级为单位，做一期黑板报，弘扬科学的生命观。

养生论

学习目标

1. 理解“导养得理”可以长寿的养生观点。
2. 领会文章“以国比身”来阐明形神关系的论证艺术。
3. 分析文章思想的进步性和局限性，探讨文章养生学思想的时代意义。

文章导读

本文选自《稽中散集》，中华书局1970年版。嵇康，字叔夜，出生于公元223年，卒于公元262年（一说是出生于公元224年，卒于公元263年），谯国铚（今安徽宿州西南）人，三国时期思想家、文学家、音乐家，为“竹林七贤”之一。嵇康幼年时聪明绝顶，博览群书且容貌出众、风流倜傥，崇尚老庄学说。早年，他迎娶曹操曾孙女长乐亭主为妻，曾授官中散大夫，世称“嵇中散”，后隐居不仕。后因受钟会诬陷，被掌权者司马昭处死，刑场上抚琴《广陵散》，慷慨赴死。代表作有《与山巨源绝交书》《难自然好学论》《幽愤诗》。

《养生论》提出了“导养得理”可以长寿的观点，阐述了形与神的关系，并通过具体事例，论述修性养神、服食养身的养生方法，指明养生贵在坚持的观点。文章观点引起论辩，如向秀属文《难养生论》，嵇康对此属文《答难养生论》。

重点字词

世或有、上寿百二十、自然、导养、吐纳、上药养命、中药养性、蕞尔之躯、昳泧、尾闾

世或有谓神仙可以学得，不死可以力致者；或云上寿百二十，古今所同，过此以往，莫非妖妄者。此皆两[1]失其情，请试粗论之。

[1] 两：指上文两种说法。

夫神仙虽不目见，然记籍所载，前史所传，较[2]而论之，其有必矣。似特受异气，禀之自然，非积学所能致也。至于导养得理，以尽性命，上获千余岁，下可[3]数百年，可有之耳。而世皆不精，故莫能得之。何以言之？夫服药求汗，或有弗获；而愧情一集，涣然流离[4]。终朝[5]未餐，则嚣然[6]思食；而曾子衔哀，七日不饥[7]。夜分[8]而坐，则低迷[9]思寝；内怀殷忧[10]，则达旦不瞑。劲刷理鬓，醇醴[11]发颜，仅乃得之；壮士之怒，赫然殊观[12]，植[13]发冲冠。由此言之，精神之于形骸，犹国之有君也。神躁于中，而形丧于外，犹君昏于上，国乱于下也。

问题磁场

作者如何阐述“导养得理”可以长寿的观点？

问题磁场

作者阐述形、神之间有什么关系？

[2] 较：通“皎”，明显，明白。
[3] 可：大约。

［4］涣：水盛貌。流离：犹“淋漓”，沾湿，流滴。

［5］终朝：整个早晨。

［6］嚣（xiāo）然：饥饿貌。嚣，通“枵”，空虚。

［7］曾子衔哀，七日不饥：语出《礼记》。曾子，名参，字子舆，孔子学生，以孝著称。衔，含，引申为藏在心里。

［8］夜分：夜半。

［9］低迷：昏昏沉沉，模模糊糊。

［10］殷忧：深忧。

［11］醇醴（lǐ）：厚味酒。

［12］赫然：怒貌。殊观：不同的景象，这里指不同于常人的怒容。

［13］植：竖立。

夫为稼于汤[14]之世，偏有一溉之功者，虽终归于燋烂，必一溉者后枯。然则一溉之益，固不可诬[15]也。而世常谓一怒不足以侵性，一哀不足以伤身，轻而肆[16]之，是犹不识一溉之益，而望嘉谷于旱苗者也。是以君子知形恃神以立，神须形以存，悟生理[17]之易失，知一过之害生。故修性以保神，安心以全身，爱憎不栖[18]于情，忧喜不留于意，泊[19]然无感，而体气和平。又呼吸吐纳[20]，服食养身，使形神相亲，表里俱济也。

问题磁场

文章通过哪些具体事例论述养生方法？

［14］汤：商代开国的君王，又称武汤、成汤等。传说商汤时期曾大旱七年。

［15］诬：欺，这里意为轻视。

［16］肆：不受拘束，放纵。

［17］生理：生机。

［18］栖：留。

［19］泊：恬静，淡泊。

［20］吐纳：我国古代的一种养生方法，即把肺中的浊气尽量从口中呼出，再由鼻孔缓缓地吸入清新的空气，使之充满肺部。

夫田种[21]者，一亩十斛[22]，谓之良田，此天下之通称也。不知区种[23]，可百余斛。田种[24]一也，至于树养[25]不同，则功收相悬。谓商无十倍之价，农无百斛之望，此守常而不变者也。且豆令人重[26]，榆[27]令人瞑，合欢蠲忿[28]，萱草[29]忘忧，愚智所共知也。薰辛[30]害目，豚鱼[31]不养，常世所识也。虱处头而黑[32]，麝食柏[33]而香，颈处险而瘿[34]，齿居晋而黄[35]。推此而言，凡所食之气，蒸性染身[36]，莫不相应。岂惟蒸之使重而无使轻，害之使暗而无使明，薰之使黄而无使坚，芬之使香而无使延哉[37]？故神农曰“上药养命，中药养性”[38]者，诚知性命之理，因辅养以通也。而世人不察，惟五谷是见，声色[39]是耽。目惑玄黄[40]，耳务淫哇[41]。滋味煎其府藏，醴醪鬻[42]其肠胃，香芳腐其骨髓，喜怒悖其正气，思虑销其精神，哀乐殃其平粹[43]。

[21] 田种：散播漫种的耕作方法。

[22] 斛（hú）：量器名，亦即容量单位。古代以十斗为一斛，南宋末年改为五斗。

[23] 区种：亦叫“区田法”，把作物种在带状低洼或方形浅穴的小区内，精耕细作，集中施肥、灌水，适当密植。

[24] 种：作物的种子。

[25] 树养：种植管理的方法。

[26] 且：语气助词，用于句首。重：指身重。

[27] 榆：植物名，亦称白榆，《神农本草经》言其皮、叶皆能“疗不眠”。

[28] 合欢：植物名，一名马缨花，中医学上以干燥树皮入药，能除郁解闷，《神农本草经》言其“安五脏，和心志，令人欢乐无忧”。蠲：消除。

[29] 萱（xuān）草：同“谖草”。古人认为它是可以使人忘忧的一种草。

[30] 薰（xūn）辛：荤辛之物，这里指大蒜。薰，同“荤”。

[31] 豚鱼：即河豚鱼，李时珍言其“不中食”。

[32] 虱处头而黑：《抱朴子》认为头虱著身则渐白，身虱著头侧渐黑。

[33] 柏：这里指柏叶，陶弘景言麝“常食柏叶”。

[34] 颈处险而瘿（yǐng）：意为生活在山区，颈部易生瘿，因山区多轻水。参见《尽数》“轻水所，多秃与瘿人”及注。险，通“岩”，山崖。

[35] 齿居晋而黄：意为生活在晋地（今山西一带），牙齿易变黄。因晋地产枣，李时珍言“啖枣多，令人齿黄生虫”，可参。

[36] 蒸性染身：意为熏陶情志，沾染形体。

[37] 芬：香气。这里意为香气侵袭。延：当为“脡”，生鱼肉酱。这里指其腥味。

[38] 上药养命，中药养性：意为上品药延长寿命，中品药陶冶性情。《神农本草经》分药为上、中、下三品。

［39］声色：指歌舞和女色。

［40］玄黄：《周易·坤卦·文言》有“天玄而地黄”句，后用作天地的代称，这里指自然界出产的事物，以应上文之“惟五谷是见”。

［41］淫哇（wā）：淫邪之声，应上文之“声色是耽”。哇，淫声。

［42］鬻（yù）：腐蚀。

［43］平粹：宁静纯粹的情绪。

夫以蕞尔[44]之躯，攻之者非一涂[45]，易竭之身，而外内受敌，身非木石，其能久乎？其自用[46]甚者，饮食不节，以生百病；好色不倦，以致乏绝；风寒所灾，百毒所伤，中道[47]夭于众难。世皆知笑悼，谓之不善持生也。至于措身[48]失理，亡之于微，积微成损，积损成衰，从衰得白，从白得老，从老得终，闷若无端[49]。中智以下，谓之自然。纵少觉悟，咸叹恨于所遇之初，而不知慎众险于未兆。是由[50]桓侯抱将死之疾，而怒扁鹊之先见，以觉痛之日，为受病之始也。害成于微而救之于著，故有无功之治；驰骋[51]常人之域，故有一切[52]之寿。仰观俯察，莫不皆然。以多自证，以同自慰，谓天地之理，尽此而已矣。纵闻养生之事，则断以所见，谓之不然。其次狐疑虽少，庶几莫知所由[53]。其次，自力服药，半年一年，劳而未验，志[54]以厌衰，中路复废。或益之以畎浍[55]，而泄之以尾闾[56]。欲坐望显报者，或抑情忍欲，割弃荣愿，而嗜好常在耳目之前，所希在数十年之后。又恐两失，内怀犹豫，心战于内，物诱于外，交赊[57]相倾，如此复败者。

问题磁场

影响“蕞尔之躯”健康的因素有哪些？

［44］蕞（zuì）尔：小貌。

［45］涂（tú）：通“途”，道路。

［46］自用：只凭自己的主观意图行事，不听劝告。

［47］中道：中途，半路上，这里指生命的中途。

［48］措身：安身。

［49］闷若无端：意为迷迷糊糊地不明衰亡的原因。闷若，闷闷然，愚昧貌。若，同“然”，词尾。无端，无因。

［50］由：通“犹”，好似。

［51］驰骋：纵马疾驰，引申为奔竞、趋附。

［52］一切：一时，短时。

[53] 虽少，庶几莫知所由：意为虽稍有志于养生，却几乎不懂它的道理和方法。庶，庶慕。几，微，指养生的精妙。

[54] 志：志向，这里指养生的志向。以：通“已”，已经。

[55] 畎（quǎn）浍（kuài）：田间水沟，这里比喻补益之少。畎，田中小沟。浍，田间水沟。

[56] 尾闾：古代传说中海水所归之处，这里比喻消耗之多。

[57] 交：近，这里指物质嗜好之处。赊（shē）：远，这里指养生效验之远。

夫至物微妙，可以理知，难以目识，譬犹豫章[58]，生七年然后可觉耳。今以躁竞之心，涉希静[59]之涂，竞速而事迟，望近而应远，故莫能相终。夫悠悠[60]者既以未效不求，而求者以不专丧业，偏恃者以不兼无功[61]，追术者以小道自溺[62]，凡若此类，故欲之者，万无一能成也。善养生者，则不然也。清虚静泰，少私寡欲。知名位之伤德，故忽而不营，非欲而强禁也。识厚味之害性，故弃而弗顾，非贪而后抑也。外物以累心不存[63]，神气以醇泊[64]独著，旷[65]然无忧患，寂[66]然无思虑。又守之以一[67]，养之以和，和理[68]日济，同乎大顺[69]。然后蒸以灵芝，润以醴泉[70]，晞[71]以朝阳，绥[72]以五弦[73]，无为自得，体妙心玄[74]，忘欢而后乐足，遗生[75]而后身存。若此以往，庶[76]可与羡门[77]比寿，王乔[78]争年，何为其无有哉？

问题磁场

文章提出的一系列养生观点有何现实意义？

[58] 豫章：木名。豫，枕木。章，樟木。《史记·司马相如列传》张守节《正义》：“豫，今之枕木也；章，今之樟木也。二木生至七年，豫、章乃可分别。”一说豫章即樟木。

[59] 希静：元声，这里意为清心寡欲的修养。希，《老子·第十四章》：“听之不闻，名曰希。”

[60] 悠悠：众多。

[61] 偏恃者以不兼无功：修性保神和服食养身是两种互相联系的养生方法，应配合进行，偏执其一，便难获成效。

[62] 追：求。溺：沉迷。

[63] 外物以累心不存：意为外界事物因为能使心受害就不留存于心。累，带累，使受害。

[64] 醇泊：淳朴恬静。醇，淳朴，醇厚。泊，恬静，淡泊。原文“泊”作“白”，据《文选旁证》卷四十三改。

[65] 旷：开朗。
[66] 寂：心神安静，无杂念。
[67] 一：指“道”。
[68] 和理：和顺。
[69] 大顺：语出《老子·第六十五章》，指安定境界。
[70] 醴泉：甘美的泉水。
[71] 晞（xī）：晒。
[72] 绥（suí）：安，安抚。
[73] 五弦：这里指乐器。
[74] 玄：奥妙，引申为深沉静默。
[75] 遗生：意为摆脱生命的牵挂。遗，弃，摆脱。
[76] 庶：几乎，差不多。
[77] 羡门：神话人物，事见《史记·秦始皇本纪》等。
[78] 王乔：王子乔，神话人物，一说名晋，字子晋，相传为周灵王太子，喜吹笙作凤凰鸣声，为浮丘公引往嵩山修炼，三十余年后升天而去，事见《列仙传》。

巩固练习

一、选择题

1. “曾子衔哀，七日不饥”的典故出自（　　）。

A.《尚书》　B.《春秋》　C.《礼记》　D.《周易》

2. “轻而肆之”中“肆”的意思是（　　）。

A. 放纵　B. 约束　C. 得意　D. 狂妄

3. “蕞尔之躯”中“蕞尔”的意思是（　　）。

A. 大　B. 极致　C. 最　D. 小貌

4. “或益之以畎浍”中“畎浍”的意思是（　　）。

A. 田间水沟　B. 杂草　C. 山水　D. 农田

5. 对“庶可与羡门比寿，王乔争年”中“羡门”“王乔”的描述，错误的一项是（　　）。

A. 都是神话人物　B. 都是历史人物

C. “王乔”事见《列仙传》　D. “羡门”事见《史记》

二、填空题

1. “吐纳”的意思是________________。

2. “尾闾”的意思是________，这里用来比喻____________。

3. “嚣然”中的“嚣”通________，意思是________。

4. “上药养命，中药养性”意为________________。

5. 文章表明形、神关系的句子是____________________。

三、翻译题

1. 由此言之，精神之于形骸，犹国之有君也。神躁于中，而形丧于外，犹君昏于上，国乱于下也。

2. 是以君子知形恃神以立，神须形以存，悟生理之易失，知一过之害生。

3. 夫以蕞尔之躯，攻之者非一涂，易竭之身，而外内受敌，身非木石，其能久乎？

4. 外物以累心不存，神气以醇泊独著，旷然无忧患，寂然无思虑。又守之以一，养之以和，和理日济，同乎大顺。

四、问答题

1. 文章中有哪些典故？查找资料进行阐述。

2. 文章表达了什么样的养生观点？

3. 分析文章思想的进步性和局限性。

资料链接

嵇康，字叔夜，谯国铚人也。其先姓奚，会稽上虞人，以避怨徙焉。铚有嵇山，家于其侧，因而命氏。兄喜，有当世才，历太仆、宗正。康早孤，有奇才，远迈不群，身长七尺八寸，美词气，有风仪，而土木形骸，不自藻饰，人以为龙章凤姿，天质自然。恬静寡欲，含垢匿瑕，宽简有大量。学不师受，博览无不该通，长好《老》《庄》。与魏宗室婚，拜中散大夫。常修养性服食之事，弹琴咏诗，自足于怀……康居贫，尝与向秀共锻于大树之下，以自赡给。颍川钟会，贵公子也，精练有才辩，故往造焉。康不为之礼，而不锻辍。良久会去，康谓曰："何所闻而来？何所见而去？"会曰："闻所闻而来，见所见而去。"会以此憾之。及是，言于文帝曰："嵇康，卧龙也，不可起。公无忧天下，愿以康为虑耳。"因谮"康欲助毋丘俭，赖山涛不听。昔齐戮华士，鲁诛少正卯，诚以害时乱教，故圣贤去之。康、安等言论放荡，非毁典谟，帝王者所不宜容，宜因衅除之，以淳风俗。"帝既昵听信会，遂并害之。康将刑东市，太学生三千人请以为师，弗许。康顾视日影，索琴弹之，曰："昔袁孝尼尝从

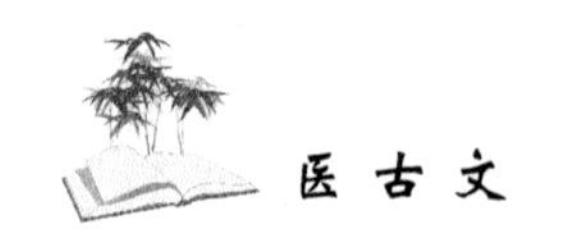

吾学《广陵散》，吾每靳固之，《广陵散》于今绝矣！”时年四十。海内之士，莫不痛之。帝寻悟而恨焉。初，康尝游于洛西，暮宿华阳亭，引琴而弹。夜分，忽有客诣之，称是古人，与康共谈音律，辞致清辩，因索琴弹之，而为《广陵散》，声调绝伦，遂以授康，仍誓不传人，亦不言其姓字。康善谈理，又能属文，其高情远趣，率然玄远。撰上古以来高士为之传赞，欲友其人于千载也。又作《太师箴》，亦足以明帝王之道焉。复作《声无哀乐论》，甚有条理。（《晋书·嵇康传》）

难曰：若夫节哀乐、和喜怒、适饮食、调寒暑，亦人之所修也，至于绝五谷、去滋味、寡情欲、抑富贵，则未之敢许也。何以言之？

夫人受形于造化，与万物并存，有生之最灵者也。异于草木：不能避风雨、辞斤斧；殊于鸟兽：不能远网罗而逃寒暑。有动以接物，有智以自辅，此有心之益，有智之功也。若闭而默之，则与无智同，何贵于有智哉！有生则有情，称情则自得。若绝而外之，则与无生同，何贵于有生哉！

且夫嗜欲、好荣恶辱、好逸恶劳，皆生于自然。夫“天地之大德曰生，圣人之大宝曰位”，“崇高莫大于富贵”。然富贵，天地之情也。贵则人顺己以行义于下，富则所欲得以有财聚人，此皆先王所重，关之自然，不得相外也。又曰：“富与贵，是人之所欲也。”但当求之以道，不苟非义。在上以不骄无患，持满以损敛不溢，若此何为其伤德邪？或睹富贵之过，因惧而背之，是犹见食之有噎，因终身不餐耳。

神农唱粒食之始，后稷纂播植之业，鸟兽以之飞走，生民以之视息，周孔以之穷神，颜冉以之树德。贤圣珍其业，历百代而不废。今一旦云五谷非养生之宜，肴醴非便性之物，则“亦有和羹”“黄耇无疆”“为此春酒，以介眉寿”，皆虚言也！博硕肥腯，上帝是飨，黍稷惟馨，实降神祇，神祇且犹重之，而况于人乎？肴粮入体，不逾旬而充，此自然之符，宜生之验也。

夫人含五行而生，口思五味，目思五色，感而思室，饥而求食，自然之理也，但当节之以礼耳。今五色虽陈，目不敢视，五味虽存，口不得尝，以言争而获胜则可，焉有芍药为荼蓼，西施为嫫母，忽而不欲哉！苟心识可欲而不得从，性气困于防闲，情志郁而不通，而言养之以和，未之闻也。

又云“导养得理以尽性命，上获千余岁，下可数百年”，未尽善也。若信可然，当有得者。此人何在？目之未见。此殆影响之论，可言而不得。纵时有耆寿耇老，此自特受一气，犹木之有松柏，非导养之所致。若性命以巧拙为长短，则圣人穷理尽性，宜享遐期。而尧舜禹汤、文武周孔，上获百年，下获七十，岂复疏于导养邪？顾天命有限，非物所加耳。

且生之为乐，以恩爱相接，天理人伦，燕婉娱心，荣华悦志，服飨滋味，以宣五情；纳御声色，以达性气，此天理自然，人之所宜，三王所不易也。今若舍圣轨而恃区种，离亲弃欢，约己苦心，欲积尘露，以望山海，恐此功在身后，实不可冀也。纵令勤求，少有所获，则顾影尸居，与木石为邻，所谓不病而自灾、无忧而自默、无丧而疏食、无罪而自幽，追虚徼幸，功不答劳，以以养生，未闻其宜。故相如曰："必若欲长生而不死，虽济万世犹不足以喜。"言背情失性，而不本天理也。长生且犹无欢，况以短生守之邪？若有显验，且更论之。（向秀《难养生论》）

答曰：所以贵知而尚动者，以其能益生而厚身也。然欲动则悔吝生，知行则前识立；前识立则志开而物遂，悔吝生则患积而身危，二者不藏之于内，而接于外，只足以灾身，非所以厚生也。夫嗜欲虽出于人，而非道之正，犹木之有蝎，虽木之所生，而非木之宜也。故蝎盛则木朽，欲胜则身枯。然则欲与生不并立，名与身不俱存，略可知矣。而世未之悟，以顺欲为得生，虽有厚生之情，而不识生生之理，故动之死地也。是以古之人知酒肉为甘鸩，弃之如遗；识名位为香饵，逝而不顾。使动足资生，不滥于物；知正其身，不营于外；背其所害，向其所利。此所以用智遂生之道也。故智之为美，美其益生而不羡；生之为贵，贵其乐知而不交，岂可疾智而轻身，勤欲而贱生哉。且圣人宝位，以富贵为崇高者，盖谓人君贵为天子，富有四海，民不可无主而存，主不能无尊而立，故为天下而尊君位，不为一人而重富贵也。

又曰：富与贵，是人之所欲者，盖为季世恶贫贱而好富贵也。未能外荣华而安贪贱，且抑使由其道而不争，不可令其力争，故许其心竞；中庸不可得，故与其狂狷。此俗谈耳。不言至人当今贪富贵也。圣人不得已而临天下，以万物为心，在宥群生，由身以道，与天下同于自得；穆然以无事为业，坦尔以天下为公，虽居君位，飨万国，恬若素士接宾客也。虽建龙旗，服华衮，忽若布衣之在身。故君臣相忘于上，烝民家足于下，岂劝百姓之尊己，割天下以自私，以富贵为崇高，心欲之而不已哉？且子文三显，色不加悦；柳惠三黜，容不加戚。何者？令尹之尊，不若德义之贵；三黜之贱，不伤冲粹之美。二子尝得富贵于其身，终不以人爵婴心，故视荣辱如一。由此言之，岂云欲富贵之情哉？请问锦衣绣裳，不陈乎暗室者，何必顾众而动以毁誉为欢戚也？夫然，则欲之患其得，得之惧其失，苟患失之，无所不至矣。在上何得不骄？持满何得不溢？求之何得不苟？得之何得不失邪？且君子出其言善，则千里之外应之，岂在于多，欲以贵得哉？奉法循理，不絓世网，以无罪自尊，以不仕为逸；游心乎道义，偃息乎卑室，恬愉无遌，而神气条达，岂须荣华然后乃贵哉？耕而为食，蚕而为衣，衣食周身，则余天下之财，犹渴者饮河，快然以足，不羡洪流，岂待积敛然后乃富哉？君子之用心若此，盖将以名位为赘瘤，资财为尘垢也，安用富贵乎？故世之难得者，非财也，非荣也，患意之不足耳！意足者，虽耦耕甽亩，被褐啜菽，岂不自得？不足者，虽养以天下，委以万物，犹未惬。然则足者不须外，不足者无外之不须也。无不须，故无往而不乏；无所须，故无适而不足。不以荣华肆志，不以隐约趋

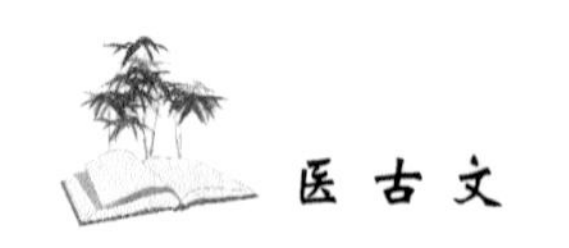

俗，混乎与万物并行，不可宠辱，此真有富贵也。故遗贵欲贵者，贱及之；故忘富欲富者，贫得之。理之然也。今居荣华而忧，虽与荣华偕老，亦所以终身长愁耳。故《老子》曰:“乐莫大于无忧，富莫大于知足。”此之谓也。

难曰:“感而思室，饥而求食，自然之理也。”诚哉是言！今不使不室不食，但欲令室食得理耳。夫不虑而欲，性之动也；识而后感，智之用也。性动者，遇物而当，足则无余；智用者，从感而求，倦而不已。故世之所患，祸之所由，常在于智用，不在于性动。今使瞽者遇室，则西施与嫫母同情；馈者忘味，则糟糠与精粺等甘。岂识贤、愚、好、丑，以爱憎乱心哉？君子识智以无恒伤生，欲以逐物害性。故智用则收之以恬，性动则纠之以和。使智止于恬，性足于和，然后神以默醇，体以和成，去累除害，与彼更生。所谓“不见可欲，使心不乱”者也。纵令滋味常染于口，声色已开于心，则可以至理遣之，多算胜之。何以言之也？夫欲官不识君位，思室不拟亲戚，何者？知其所不得，则不当生心也。故嗜酒者自抑于鸩醴，贪食者忍饥于漏脯，知吉凶之理，故背之不惑，弃之不疑也，岂恨向不得酣饮与大嚼哉？且逆旅之妾，恶者以自恶为贵，美者以自美得贱。美恶之形在目，而贵贱不同；是非之情先著，故美恶不能移也。苟云理足于内，乘一以御外，何物之能默哉？由此言之，性气自和，则无所困于防闲；情志自平，则无郁而不通。世之多累，由见之不明耳。又常人之情，远虽大，莫不忽之；近虽小，莫不存之。夫何故哉？诚以交赊相夺，识见异情也。三年丧不内御，礼之禁也，莫有犯者。酒色乃身之仇也，莫能弃之。由此言之，礼禁虽小不犯，身仇虽大不弃。然使左手据天下之图，右手旋害其身，虽愚夫不为。明天下之轻于其身，酒色之轻于天下，又可知矣。而世人以身殉之，毙而不悔，此以所重而要所轻，岂非背赊而趣交邪？智者则不然矣，审轻重然后动，量得失以居身。交赊之理同，故备远如近，慎微如著，独行众妙之门，故终始无虞。此与夫耽欲而快意者，何殊间哉？

难曰:“圣人穷理尽性，宜享遐期，而尧、孔上获百年，下者七十，岂复疏于导养乎?”案论尧、孔虽禀命有限，故导养以尽其寿。此则穷理之致，不为不养生得百年也。且仲尼穷理尽性，以至七十；田父以六弊蠢愚，有百二十者。若以仲尼之至妙，资田父之至拙，则千岁之论，奚所怪哉？且凡圣人，有损己为世，表行显功，使天下慕之，三徙成都者；或菲食勤躬，经营四方，心劳形困，趣步失节者；或奇谋潜称，爰及干戈，威武杀伐，功利争夺者；或修身以明污，显智以惊愚，藉名高于一世，取准的于天下，又勤诲善诱，聚徒三千，口倦谈议，身疲磬折，形若救孺子，视若营四海，神驰于利害之端，心骛于荣辱之涂，俯仰之间，已再抚宇宙之外者。若比之于内视反听，爱气啬精，明白四达，而无执无为，遗世坐忘，以宝性全真，吾所不能同也。今不言松柏，不殊于榆柳也，然松柏之生，各以良植遂性，若养松于灰壤，则中年枯陨，树之于重崖，则荣茂日新，此亦毓形之一观也。窦公无所服御，而致百八十，岂非鼓琴和其心哉？此亦养神之一征也。火蚕十八日，寒蚕三十日，余以不得逾时之命，而将养有过倍之隆。温肥者早终，凉瘦者迟竭，断可识矣。围马养而不乘，用皆六十岁。体疲者速凋，形全者难毙，又可知矣。富贵多残，伐之者众也；野人多寿，伤之者寡也。亦可见矣。今能使目与瞽者同功，口与馈者等味，远害生之具，御益性之物，则始可与言养性命矣。

难曰："神农唱粒食之始，鸟兽以之飞走，生民以之视息。今不言五谷，非神农所唱也。"既言上药，又唱五谷者，以上药希寡，艰而难致，五谷易殖，农而可久，所以济百姓而继夭阏也。并而存之，唯贤者志其大，不肖者志其小耳，此同出一人。至当归止痛，用之不已；耒耜垦辟，从之不辍。何至养命，蔑而不议？此殆玩所先习，怪于所未知。且平原则有枣栗之属，池沼则有菱芡之类，虽非上药，犹□于黍稷之笃恭也。岂云视息之具，唯立五谷哉？又曰："黍稷惟馨，实降神祇。苹蘩蕴藻，非丰肴之匹；潢污行潦，非重酎之对。荐之宗庙，感灵降祉。是知神飨德之与信，不以所养为生。犹九土述职，各贡方物，以效诚耳。"又曰："肴粮入体，益不逾旬，以明宜生之验，此所以困其体也。"今不言肴粮无充体之益，但谓延生非上药之偶耳。请借以为难。夫所知麦之善于菽，稻之胜于稷，由有效而识之；假无稻稷之域，必以菽麦为珍养，谓不可尚矣。然则世人不知上药良于稻稷，犹守菽麦之贤于蓬蒿，而必天下之无稻稷也。若能仗药以自永，则稻稷之贱，居然可知。君子知其若此，故准性理之所宜，资妙物以养身，植玄根于初九，吸朝霞以济神。今若以肴酒为寿，则未闻高阳有黄发之叟也；若以充性为贤，则未闻鼎食有百年之宾也。且冉生婴疾，颜子短折，穰岁多病，饥年少疾。故狄食米而生癞，疮得谷而血浮，马秣粟而足重，鹰食粒而身留。从此言之，鸟兽不足报功于五谷，生民不足受德于田畴也。而人竭力以营之，杀身以争之。养亲献尊，则□菊苽梁；聘享嘉会，则肴馔旨酒。而不知皆淖溺筋腋，易糜速腐。初虽甘香，入身臭处；竭辱精神，染污六府；郁秽气蒸，自生灾蠹；饕淫所阶，百疾所附。味之者口爽，服之者短祚。岂若流泉甘醴，琼蕊玉英。金丹石菌，紫芝黄精。皆众灵含英，独发奇生。贞香难歇，和气充盈，澡雪五脏，疏彻开明，吮之者体轻。又练骸易气，染骨柔筋。涤垢泽秽，志凌青云。若此以往，何五谷之养哉？且螟蛉有子，蜾蠃负之，性之变也；橘渡江为枳，易土而变，形之异也。纳所食之气，还质易性，岂不能哉？故赤斧以练丹赪发，涓子以术精久延，偓佺以松实方目，赤松以水玉乘烟，务光以蒲韭长耳，邛疏以石髓驻年，方回以云母变化，昌容以蓬藁易颜。若此之类，不可详载也。孰云五谷为最，而上药无益哉？又责千岁以来，目未之见，谓无其人。即问谈者，见千岁人，何以别之？欲校之以形，则与人不异；欲验之以年，则朝菌无以知晦朔，蜉蝣无以识灵龟。然则千岁虽在市朝，固非小年之所辨矣。彭祖七百，安期千年，则狭见者谓书籍妄记；刘根遐寝不食，或谓偶能忍饥；仲都冬倮而体温，夏裘而身凉，桓谭谓偶耐寒暑；李少君识桓公玉碗，则阮生

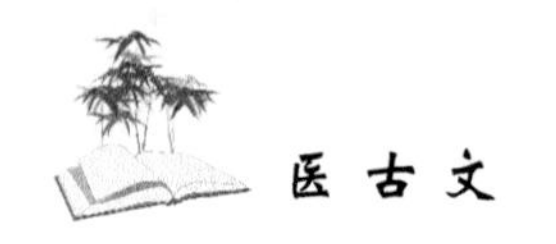

谓之逢占而知；尧以天下禅许由，而扬雄谓好大为之。凡若此类，上以周、孔为关键，毕志一诚；下以嗜欲为鞭策，欲罢不能。驰骤于世教之内，争巧于荣辱之间，以多同自灭，思不出位，使奇事绝于所见，妙理断于常论，以言变通达微，未之闻也。久愠闲居，谓之无欢；深恨无肴，谓之自愁；以酒色为供养，谓长生为无聊。然则子之所以为欢者，必结驷连骑，食方丈于前也。夫俟此而后为足，谓之天理自然者，皆役身以物，丧志于欲，原性命之情，有累于所论矣。夫渴者唯水之是见，酌者唯酒之是求，人皆知乎生于有疾也。今若以从欲为得性，则渴酌者非病，淫湎者非过，桀、跖之徒皆得自然，非本论所以明至理之意也。夫至理诚微，善溺于世，然或可求诸身而后悟，校外物以知之者。人从少至长，降杀好恶有盛衰。或稚年所乐，壮而弃之；始之所薄，终而重之。当其所悦，谓不可夺；值其所丑，谓不可欢。然还成易地，则情变于初。苟嗜欲有变，安知今之所耽，不为臭腐；曩之所贱，不为奇美邪？假令厮养暴登卿尹，则监门之类，蔑而遗之。由此言之，凡所区区，一域之情耳，岂必不易哉？又饥飧者，于将获所欲，则悦情注心；饱满之后，释然疏之，或有厌恶，然则荣华酒色，有可疏之时。蚺蛇珍于越土，中国遇而恶之；黼黻贵于华夏，裸国得而弃之。当其无用，皆中国之蚺蛇，裸国之黼黻也。以大和为至乐，则荣华不足顾也；以恬澹为至味，则酒色不足钦也。苟得意有地，俗之所乐，皆粪土耳，何足恋哉？今谈者不睹至乐之情，甘减年残生，以从所愿，此则李斯背儒，以殉一朝之欲；主父发愤，思调五鼎之味耳。且鲍肆自玩而贱兰茝，犹海鸟对太牢而长愁，文侯闻雅乐而塞耳。故以荣华为生具，谓济万世不足以喜耳。此皆无主于内，借外物以乐之；外物虽丰，哀亦备矣。有主于中，以内乐外，虽无钟鼓，乐已具矣。故得志者，非轩冕也；有至乐者，非充屈也；得失无以累之耳。且父母有疾，在困而瘳，则忧喜并用矣。由此言之，不若无喜可知也。然则乐岂非至乐邪？故顺天和以自然，以道德为师友，玩阴阳之变化，得长生之永久，任自然以托身，并天地而不朽者，孰享之哉？

养生有五难，名利不灭，此一难也；喜怒不除，此二难也；声色不去，此三难也；滋味不绝，此四难也；神虑转发，此五难也。五者必存，虽心希难老，口诵至言，咀嚼英华，呼吸太阳，不能不回其操、不夭其年也。五者无于胸中，则信顺日济，玄德日全，不祈喜而有福，不求寿而自延，此养生大理之所效也。然或有行逾曾、闵，服膺仁义，动由中和，无甚大之累，便谓仁理已毕，以此自臧，而不荡喜怒、平神气，而欲却老延年者，未之闻也。或抗志希古，不荣名位，因自高于驰骛；或运智御世，不婴祸故，以此自贵。此于用身，甫与乡党□齿耆年同耳，以言存生，盖阙如也。或弃世不群，志气和粹，不绝谷茹芝，无益于短期矣。或琼糇既储，六气并御，而能含光内观，凝神复朴，栖心于玄冥之崖，含气于莫大之涘者，则有老可却，有年可延也。凡此数者，合而为用，不可相无，犹辕轴轮辖，不可一乏于舆也。然人若偏见，各备所患，单豹以营内致毙，张毅以趣外失中，齐以戒济西取败，秦以备戎狄自穷。此皆不兼之祸也。积善履信，世屡闻之。慎言语，节饮食，学者识之。过此以往，莫之或知。请以先觉，语将来之觉者。（嵇康《答难养生论》）

探究活动

运用譬喻来说明养生道理，是本文的特色。请学习这一说理方式，以小组为单位，对社区老年人开展一次健康宣教活动。

大医精诚

学习目标

1. 理解“精”和“诚”的含义，领会文章从“心”“体”“法”三方面对“诚”的进一步阐释和发挥。

2. 领会文章运用多种修辞手法表情达意的风格。

3. 探讨文章思想对现代医德医风建设的启示。

文章导读

本文选自《备急千金要方》，人民卫生出版社1959年版。作者孙思邈，出生于公元581年，卒于公元682年，京兆华原（今陕西耀县）人。他是隋唐时期著名的医药学家，世称“孙真人”“药王”。孙思邈儒释道医，无所不通，百家学术，皆有涉猎。他终身不仕，隐居山林，行医民间，一生著述很多，主要有《备急千金要方》和《千金翼方》各三十卷（合称《千金方》）。

本文是医德论述的千古名篇。孙思邈认为要成为“大医”，要做到两点：一是精，即“精湛的医术”，他认为医道是“至精至微之事”，必须“博极医源，精勤不倦”；二是诚，要求医者要有高尚的道德品质，“见彼苦恼，若己有之”，对病人的痛楚能够感同身受，有“大慈恻隐之心”和“普救含灵之苦”之誓愿，不得“自逞俊快，邀射名誉”“恃己所长，经略财物”。这些观点对当今医德教育仍有很强的指导意义。

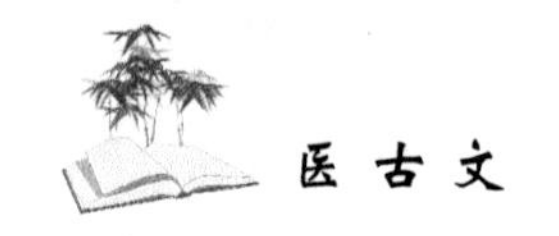

重点字词

尚（矣）、恻隐、含灵、隐忍、参差、覃（思）、邀射、顾眄、丝竹、珍羞、迭（荐）、经略

张湛[1]曰：夫经方[2]之难精，由来尚[3]矣。今病有内同而外异，亦有内异而外同，故五脏六腑之盈虚，血脉荣卫之通塞，固非耳目之所察，必先诊候以审之。而寸口关尺[4]，有浮沉弦紧[5]之乱；腧穴流注[6]，有高下浅深之差；肌肤筋骨，有厚薄刚柔之异。唯用心精微者，始可与言于兹矣。今[7]以至精至微之事，求之于至粗至浅之思，岂不殆哉！若盈而益之[8]，虚而损之，通而彻之[9]，塞而壅之，寒而冷之[10]，热而温之，是[11]重加其疾。而[12]望其生，吾见其死矣。故医方卜筮[13]，艺能之难精者也[14]，既非神授，何以得其幽微？世有愚者，读方三年，便谓天下无病可治；及治病三年，乃知天下无方可用。故学者必须博极医源，精勤不倦，不得道听途说[15]，而言医道已了[16]，深自误哉。

问题磁场

“若盈而益之，虚而损之，通而彻之，塞而壅之，寒而冷之，热而温之，是重加其疾。而望其生，吾见其死矣”，这句话是什么含义？结合自己专业知识举例说明。

[1] 张湛（zhàn）：东晋学者，字处度，晓养生之术，著有《养生药集》《列子注》等。

[2] 经方：《汉书·艺文志》载“经方十一家”，现一般指《伤寒杂病论》等著作中的方剂。此处泛指医道。

[3] 尚：久远。

[4] 寸口关尺：寸口又名气口、脉口，为诊断部位，属手太阴肺经，因该部位上的太渊穴距鱼际一寸，故名。

[5] 浮沉弦紧：皆脉象名。

[6] 腧（shù）穴：穴位，俗称穴道，为人体脏腑经络气血输注出入之处。流注：谓经络气血运行灌注。

[7] 今：若，假设连词。

[8] 盈而益之：谓实证却用补法，下句反此。

[9] 通而彻之：谓泄泻证却用通利法，下句反此。

[10] 寒而冷之：谓寒证却用清热法，下句反此。

[11] 是：此，指代上述六种误治法。

[12] 而：你，对称代词，指采用上述误治法的庸医，与下文“吾”对举。一说作转折连词。

[13] 卜筮（shì）：占卜。古代占卜以龟甲叫“卜”，以蓍草称“筮”。

［14］艺能之难精者也：指难以精通的技能，定语后置句。艺能，技能。

［15］道听途说：路上听来的话，指没有根据的传说。

［16］了：穷尽，完结。

凡大医[17]治病，必当安神定志，无欲无求，先发大慈恻隐之心[18]，誓愿普救含灵之苦[19]。若有疾厄[20]来求救者，不得问其贵贱贫富，长幼妍蚩[21]，怨亲善友[22]，华夷[23]愚智，普同一等，皆如至亲之想。亦不得瞻前顾后[24]，自虑吉凶，护惜身命。见彼苦恼，若己有之，深心凄怆[25]。勿避险巇、昼夜、寒暑、饥渴、疲劳[26]，一心赴救，无作功夫形迹之心[27]。如此可为苍生[28]大医，反此则是含灵巨贼。自古名贤治病，多用生命[29]以济危急，虽曰贱畜贵人[30]，至于爱命，人畜一[31]也，损彼益己，物情同患[32]，况于人乎！夫杀生求生[33]，去生更远[34]。吾今此方[35]所以不用生命为药者，良由此也。其[36]虻虫、水蛭之属，市有先死者，则市[37]而用之，不在此例。只如鸡卵一物，以其混沌[38]未分，必有大段[39]要急之处，不得已隐忍[40]而用之。能不用者，斯为大哲，亦所不及也[41]。其有患疮痍、下痢，臭秽不可瞻视，人所恶见者，但发惭愧、凄怜[42]、忧恤之意，不得起一念蒂芥之心[43]，是吾之志也。

问题磁场

文章从哪三个方面来阐释“诚”的内涵？

［17］大医：指品德高尚、技术精湛的医生。

［18］大慈：佛教用语，谓心肠极其慈善。恻隐：哀痛，对他人的不幸表示怜悯。

［19］普救：犹“普度”，谓广施法力，使众生皆得解脱。含灵：人类，古时谓人为万物之灵，故云。

［20］疾厄：疾苦。

［21］妍蚩（chī）：美丑。妍，姣美。蚩，同“媸”，丑陋。

［22］怨亲：谓怨恨的、亲近的。善友：谓交往一般的、过从亲切的。

［23］华夷：中外，华指汉族，夷泛指异族。古人常以“华”“夷”对举。

［24］瞻前顾后：谓顾虑重重，犹豫不决。

［25］深心：内心。凄怆：悲戚。

［26］险巇（xī）：艰险崎岖。

［27］无：通“毋”，不要，不可。作：产生。功夫：同“工夫”，时间，这里谓耽搁时间。形迹：世故，客气，这里谓

婉言推托。

[28] 苍生：本指草木生长之处，此处指人民。

[29] 生命：指活物。

[30] 贱畜贵人：认为牲畜低贱，认为人类贵重。“贱”“贵”皆为形容词的意动用法。

[31] 一：同一。

[32] 物情：物理人情。患：忧虑，厌恨。

[33] 杀生求生：意为杀害动物的生命以求得人的生存。

[34] 去生更远：意为与救生的本意更远了。生，这里指救生的本意。

[35] 此方：指《千金要方》所载方剂。

[36] 其：若，假设连词。

[37] 市：购买。

[38] 混沌：古人想象中的天地未分时的状态，这里指鸡雏成形前的状态。

[39] 大段：与下文“要急”同义复用，唐人每以重要为“大段”。

[40] 隐忍：勉力含忍。

[41] 能不用者，斯为大哲，亦所不及也：言大哲不用鸡卵，而自己偶尔用之，故云“不及”。大哲，才识远超常人的人。

[42] 凄怜：凄惶，怜悯。

[43] 一念：指极短促的时间。蒂芥：细小的梗塞物，比喻郁积于心头的怨恨或不快。

夫大医之体[44]，欲得澄神内视，望之俨然[45]；宽裕汪汪[46]，不皎不昧[47]；省病诊疾，至意深心[48]；详察形候，纤毫勿失；处判针药，无得参差[49]。虽曰病宜速救，要须临事不惑。唯当审谛覃思[50]，不得于性命之上，率尔自逞俊快[51]，邀射[52]名誉，甚不仁矣。又到病家，纵绮罗[53]满目，勿左右顾眄[54]；丝竹凑耳[55]，无得似有所娱；珍羞迭荐[56]，食如无味；醽醁兼陈[57]，看有若无。所以尔者，夫一人向隅，满堂不乐[58]，而况病人苦楚，不离斯须，而医者安然欢娱[59]，傲然自得，兹乃人神之所共耻，至人[60]之所不为，斯盖医之本意也。

[44] 体：风度。

[45] 俨然：庄严貌。

[46] 宽裕汪汪：气度宽宏之状。汪汪，水宽广貌，这里形容心胸之宽广。

［47］不皎不昧：指不亢不卑。皎，明亮，此处引伸为突出、傲慢。昧：昏暗，这里指卑微。

［48］至意深心：指用心专一。

［49］参差：不齐貌，这里引申为差错。

［50］审谛（dì）：全面审察。覃思：深思，静思。

［51］率尔：轻率貌。《论语·先进》："子路率尔而对。"俊：才华出众，这里指医技出众。

［52］邀射：追求，贪图，同义词复用。

［53］绮罗：有光纹的丝织品。

［54］顾眄（miǎn）：回视，转眼。环视曰顾，斜视曰眄。

［55］丝竹：代称音乐声，丝为弦乐，竹为管乐。凑耳：入耳。

［56］珍羞：贵重珍奇的食品，亦作"珍馐"。迭：轮流，交替。荐：献，进。

［57］醽醁（líng lù）：美酒名，亦作"绿酃""酃渌""酃酒"等。兼陈：同时陈列。

［58］一人向隅，满堂不乐：这里谓一人有病，全家不乐。

［59］欢娱：欢乐。

［60］至人：指思想、道德等方面达到最高境界的人，这里指大医。

夫为医之法[61]，不得多语调笑，谈谑喧哗[62]，道说是非，议论人物，炫耀声名，訾毁[63]诸医，自矜[64]己德。偶然治差[65]一病，则昂头戴面[66]，而有自许之貌，谓天下无双，此医人之膏肓[67]也。

［61］法：法度，标准。

［62］谈谑：谈笑。谑，开玩笑。喧哗：大声说笑或喊叫。

［63］訾（zǐ）毁：非议，诋毁。

［64］矜（jīn）：自负贤能，引申为夸耀。

［65］差（chài）：同"瘥"，愈，好转。

［66］戴面：仰面。

［67］膏肓：比喻难以去除的恶劣习气。

老君曰：人行阳德，人自报之；人行阴德，鬼神报之。人行阳恶，人自报之；人行阴恶，鬼神害之。寻此二途，阴阳报施，岂诬也哉。所以医人不得恃己所长，专心经略[68]财物，但作救苦之心，于冥运道中[69]，自感多福者耳。又不得以彼富贵，处以珍贵之药，令彼难求，自炫功能，谅非忠恕之道[70]。志存救济，故亦曲碎[71]论之，学者不可耻言之鄙俚[72]也。

问题磁场

举例说明文章包含儒释道的哪些思想。

[68] 经略：谋取。

[69] 冥：迷信者称人死后所处的阴间世界。运道：犹“运数”，气数，命运。

[70] 谅：确实，委实。一说谓料想。忠恕之道：儒家的一种伦理思想，“忠”指待人尽忠，“恕”指推己及人。

[71] 曲碎：琐碎。

[72] 鄙俚：粗俗。

巩固练习

一、选择题

1. “血脉荣卫之通塞，固非耳目之所察，必先诊候而审之”中的“候”为(　　)。

A. 名词

B. 动词

C. 义同“详察形候，纤毫勿失”的“候”

D. 义同“短期未知决诊，九候曾无仿佛”的“候”

E. 义同“故远者，司外揣内”的“司”

2. (　　)句中画横线的词语语义与“道听途说”的比喻义相同。

A. 第以人心积习既久，讹以传讹

B. 学者咸声随影附

C. 甚至薰莸不辨，妄肆品评

D. 或兴无本之言，而医理何曾梦见

E. 而遍听浮议，广集群医，则骐骥不可多得

3. (　　)句中画横线的词语词义相类似。

A. 诚可谓至道之宗，奉生之始矣

B. 音律象数之肇端，脏腑经络之曲折

C. 医之为道，尤非易言，神农始之，黄帝昌之

D. 是谓阴阳之极，天地之盖

E. 故学者必须博极医源，精勤不倦

4. (　　)句中画横线的词语语义相类似。

A. 病愈后须淡食以养胃，内观以养神

B. 今以躁竞之心，涉希静之涂

C. 宜收视返听于太虚之庭

D. 泊然无感，而体气和平

E. 大医之体，欲得澄神内视

5.（ ）句中画横线的词表示时间。

A. 已而遗精淋浊，少间则又膝胫肿痛不能行

B. 先服一升，斯须尽服之，食顷，吐出三升许虫

C. 即作汤二升，先服一升，斯须尽服之

D. 但发惭愧使怜忧恤之意，不得起一念蒂芥之心

E. 驰骋常人之域，故有一切之寿

6.（ ）句中画横线的词指代义相同。

A. 纵绮罗满目，勿左右顾眄

B. 治或得验，俦不艳服为果精良乎

C. 庸夫锦衣，不称其服也

D. 虽身枯于流连之中，气绝于纨绮之间，而甘心焉

E. 靡曼皓齿，郑卫之音，务以自乐

二、填空题

1. “夫大医之体，欲得澄神内视，望之俨然，宽裕汪汪，不皎不昧。”“皎”的字面义是____________，文中比喻____________；“昧”的字面义是____________，文中比喻____________。

2. “但发惭愧凄怜忧恤之意，不得起一念蒂芥之心。”“蒂芥”的字面义是____________，文中比喻____________。

三、翻译题

1. 自古名贤治病，多用生命以济危急，虽曰贱畜贵人，至于爱命，人畜一也。损彼益己，物情同患，况于人乎！夫杀生求生，去生更远。

2. 又到病家，纵绮罗满目，勿左右顾眄；丝竹凑耳，无得似有所娱；珍羞迭荐，食如无味；醽醁兼陈，看有若无。所以尔者，夫一人向隅，满堂不乐，而况病人苦楚，不离斯须。

3. 今以至精至微之事，求之于至粗至浅之思，其不殆哉！若盈而益之，虚而损之，通而彻之，塞而壅之，寒而冷之，热而温之，是重加其疾。而望其生，吾见其死矣。

4. 夫为医之法，不得多语调笑，谈谑喧哗，道说是非，议论人物，炫耀声名，訾毁诸医，自矜己德。偶然治差一病，则昂头戴面，而有自许之貌，谓天下无双，此医人之膏肓也。

5. 志存救济，故亦曲碎论之，学者不可耻言之鄙俚也。

四、问答题

1.《大医精诚》之“精诚”含义是什么？

2. 本文从“心”“体”“法”三方面对医者提出了哪些要求？

3. 作者孙思邈思想体系复杂，本文有哪些具体反映？

资料链接

孙思邈，京兆华原人也。七岁就学，日诵千余言。弱冠，善谈庄老及百家之说，兼好释典。洛州总管独孤信见而叹曰："此圣童也，但恨其器大，难为用也。"周宣帝时，思邈以王室多故，乃隐居太白山。隋文帝辅政，乃征为国子博士，称疾不起。尝谓所亲曰："过五十年，当有圣人出，吾方助之以济人。"及太宗即位，召诣京师，嗟其容色甚少，谓曰："故知有道者诚可尊重，羡门、广成，岂虚言哉！"将授以爵位，固辞不受。显庆四年，高宗召见，拜谏议大夫，又固辞不受。上元元年，辞疾请归，特赐良马，及鄱阳公主邑司以居焉。当时知名之士宋令文、孟诜、卢照邻等，执师资之礼以事焉。思邈曾从幸九成宫，照邻留在其宅。时庭前有病梨树，照邻为之赋。其序曰："癸酉之岁，余卧疾长安光德坊之官舍。父老云：'是鄱阳公主邑司。昔公主未嫁而卒，故其邑废。'时有孙思邈处士居之。邈道合古今，学殚数术。高谈正一，则古之蒙庄子；深入不二，则今之维摩诘耳。其推步甲乙，度量乾坤，则洛下闳、安期先生之俦也。"照邻有恶疾，医所不能愈，乃问思邈："名医愈疾，其道何如？"思邈曰："吾闻善言天者，必质之于人；善言人者，亦本之于天。天有四时五行，寒暑迭代，其转运也。和而为雨，怒而为风，凝而为霜雪，张而为虹蜺，此天地之常数也。人有四支五脏，一觉一寐，呼吸吐纳，精气往来，流而为荣卫，彰而为气色，发而为音声，此人之常数也。阳用其形，阴用其精，天人之所同也……圣人和之以至德，辅之以人事，故形体有可愈之疾，天地有可消之灾……"思邈自云："开皇辛酉岁生，至今年九十三矣。询之乡里，咸云数百岁人。话周、齐间事，历历如眼见。以此参之，不啻百岁人矣。然犹视听不衰，神采甚茂，可谓古之聪明博达不死者也。"初，魏徵等受诏，修齐、梁、陈、周、隋五代史，恐有遗漏，屡访之，思邈口以传授，有如目睹……永淳元年卒。遗令薄葬，不藏冥器，祭祀无牲牢。经月余，颜容不改。举尸就木，犹若空衣，时人异之。(《旧唐书·孙思邈传》)

探究活动

您身边的优秀医务工作者，具备《大医精诚》中的哪些优秀品质？结合他们的事迹，以"精诚之心铸就职业梦想"为题，开展一次演讲活动，拍成微视频，在网络学习平台上展示交流。

不治已病治未病论

学习目标

1. 分析“不治已病治未病”思想对《四气调神大论》的发挥。
2. 探究文章中蕴含的“治未病”思想。

文章导读

本文选自《丹溪心法》卷前，人民卫生出版社2005年版。作者朱震亨，出生于公元1281年，卒于公元1358年，字彦修，婺州（今属浙江）义乌人，因家居义乌丹溪，人称“丹溪翁”。他是元代著名的医药学家，与刘完素、张从正、李杲并称“金元四大家”。朱震亨早年师从许谦学理学，后跟随罗知悌学医，并受到刘完素、李杲等人的学术影响，提出“阳常有余，阴常不足”“相火易动”等观点，极力反对多用辛燥等伤阴药物，主张滋阴降火，为滋阴学派代表人物。

本文阐释了《四气调神大论》中“不治已病治未病”的观点，认为顺应四时变化，注意起居饮食，可以预防疾病，保持健康。

重点字词

涓涓、私、天真、急务、秦缓

与其救疗于有疾之后，不若摄养于无疾之先，盖疾成而后药者，徒劳而已。是故已病而不治，所以为医家之法；未病而先治，所以明摄生之理。夫如是则思患而预防之者，何患之有哉？此圣人不治已病治未病之意也。尝谓备土以防水也，苟不以闭塞其涓涓[1]之流，则滔天之势不能遏；备水以防火也，若不以扑灭其荧荧[2]之光，则燎原之焰不能止。其水火既盛，尚不能止遏，况病之已成，岂能治欤？故宜夜卧早起于发陈之春[3]，早起夜卧于蕃秀之夏[4]，以之缓形无怒而遂其志[5]，以之食凉食寒而养其阳，圣人春夏治未病者如此。与鸡俱兴于容平之秋[6]，必

问题磁场

文章阐述的“不治已病治未病”思想有何现实意义？

待日光于闭藏之冬，以之敛神匿志而私[7]其意，以之食温食热而养其阴，圣人秋冬治未病者如此。或[8]曰：见肝之病，先实其脾脏之虚，则木邪不能传[9]；见右颊之赤，先泻其肺经之热，则金邪不能盛[10]，此乃治未病之法。今以顺四时，调养神志，而为治未病者，是何意邪？盖保身长全者，所以为圣人之道；治病十全者，所以为上工术。不治已病治未病之说，著于《四气调神大论》，厥有旨哉！昔黄帝与天师难疑答问之书，未尝不以摄养为先，始论乎天真[11]，次论乎调神[12]。既以法于阴阳，而继之以调于四气；既曰食饮有节，而又继之以起居有常。

[1] 涓涓（juān）：细水缓流貌。

[2] 荧荧：微火闪烁貌。

[3] 发陈之春：意为万物发散、敷陈的春天。“故宜夜卧早起……而养其阳”“与鸡俱兴……而养其阴”，取意自《素问·四气调神大论》。

[4] 蕃秀之夏：意为万物茂盛、华美的夏季。

[5] 缓形：使形体舒缓。其志：使自己的志意顺畅。

[6] 容平之秋：意为万物成熟的秋日。容平，容状平定，意为成熟。

[7] 私：偏爱，爱惜。

[8] 或：有人。

[9] 见肝之病，先实其脾脏之虚，则木邪不能传：肝属木，脾属土，木能克土。故肝病，就先补脾，不使肝亢侮脾。参见《难经·七十七难》《金匮要略·脏腑经络先后病脉证》。

[10] 见右颊（jiá）之赤，先泻其肺经之热，则金邪不能盛：右颊属肺经，赤色属火，右颊呈现赤色，为火烁肺经之象，故先泻肺经之热，其邪就会减弱。

[11] 天真：《素问》首篇《上古天真论》的简称。

[12] 调神：《四气调神大论》的简称。

谆谆然以养生为急务[13]者，意欲治未然之病，无使至于已病难图也。厥后秦缓[14]达乎此，见晋侯病在膏肓，语之曰不可为也；扁鹊明乎此，视齐侯病在骨髓，断之曰不可救也。噫！惜齐、晋之侯不知治未病之理。

[13] 急务：急需办理的事务，首要的事物。

[14] 秦缓：春秋时期秦国名医缓。下文扁鹊视齐侯病事见本教材《扁鹊传》。

巩固练习

一、选择题

1. “蕃秀之夏”中“秀”的意思是（　　）。

A. 草木茂盛　B. 秀美　C. 秀丽　D. 同“莠”

2. 文章中“天真”是指（　　）。

A.《上古天真论》　B. 天然　C. 可爱　D. 幼稚

3. 文中哪个短语不是出自《四气调神大论》（　　）。

A. 发陈之春　B. 容平之秋　C. 脾脏之虚　D. 不治已病治未病

二、填空题

1. “发陈之春”意为____________________。

2. “见肝之病，先实其脾脏之虚，则木邪不能传”意为____________________。

3. “秦缓”是指____________________。

三、翻译题

1. 与其救疗于有疾之后，不若摄养于无疾之先，盖疾成而后药者，徒劳而已。

2. 盖保身长全者，所以为圣人之道；治病十全者，所以为上工术。

3. 谆谆然以养生为急务者，意欲治未然之病，无使至于已病难图也。

资料链接

丹溪翁者，婺之义乌人也，姓朱氏，讳震亨，字彦修，学者尊之曰丹溪翁。翁自幼好学，日记千言。稍长，从乡先生治经，为举子业。后闻许文懿公得朱子四传之学，讲道八华山，复往拜焉。益闻道德性命之说，宏深粹密，遂为专门。一日，文懿谓曰:“吾卧病久，非精于医者，不能以起之。子聪明异常人，其肯游艺于医乎?”翁以母病脾，于医亦粗习，及闻文懿之言，即慨然曰:“士苟精一艺，以推及物之仁，虽不仕于时，犹仕也。”乃悉焚弃向所习举子业，一于医致力焉。

时方盛行陈师文、裴宗元所定《大观二百九十七方》，翁穷昼夜是习。既而悟曰:“操古方以治今病，其势不能以尽合。苟将起度量，立规矩，称权衡，必也《素》《难》诸经乎!然吾乡诸医鲜克知之者。”遂治装出游，求他师而叩之。乃渡浙河，走吴中，出宛陵，抵南徐，达建业，皆无所遇。及还武林，忽有以其郡罗氏告者。罗，名知悌，字子敬，世称太无先生，宋理宗朝寺人，学精于医，得金刘完素之再传，而旁通张从正、李杲二家之说。然性褊甚，恃能厌事，难得意。翁往谒焉，凡数往返，不与接。已而求见愈笃，罗乃进之，曰:“子非朱彦修乎?”时翁已有医名，罗故知之。翁既得见，遂北面再拜以谒，受其所教。罗遇翁亦甚欢，即授以刘、李、张诸书，为之敷扬三家之旨，而一断于经，且曰:“尽去而旧学，非是也。”翁闻其言，涣焉无少凝滞于胸臆。居无何，尽得其学以归。

乡之诸医泥陈、裴之学者，闻翁言，即大惊而笑且排，独文懿喜曰:“吾疾其遂瘳矣乎!”文懿得末疾，医不能疗者余十年，翁以其法治之，良验。于是诸医之笑且排者，始皆心服口誉。数年之间，声闻顿著。翁不自满足，益以三家之说推广之。谓刘、张之学，其论脏腑气化有六，而于湿、热、相火三气致病为最多，遂以推陈致新泻火之法疗之，此固高出前代矣。然有阴虚火动，或阴阳两虚湿热自盛者，又当消息而用之。谓李之论饮食劳倦，内伤脾胃，则胃脘之阳不能以升举，并及心肺之气，陷入中焦，而用补中益气之剂治之，此亦前人之所无也。然天不足于西北，地不满于东南。天，阳也；地，阴也。西北之人，阳气易于降；东南之人，阴火易于升。苟不知此，而徒守其法，则气之降者固可愈，而于其升者亦从而用之，吾恐反增其病矣。乃以三家之论，去其短而用其长，又复参之以太极之理，《易》《礼记》《通书》《正蒙》诸书之义，贯穿《内经》之言，以寻其指归。而谓《内经》之言火，盖与太极动而生阳、五性感动之说有合；其言阴道虚，则又与《礼记》之养阴意同。因作“相火”及“阳有余阴不足”二论，以发挥之。

于是，翁之医益闻。四方以病来迎者，遂辐凑于道，翁咸往赴之。其所治病凡几，病之状何如，施何良方，饮何药而愈，自前至今，验者何人，何县里，主名，得诸见闻，班班可纪。

浦江郑义士病滞下，一夕忽昏仆，目上视，溲注而汗泄。翁诊之，脉大无伦，即告曰:“此阴虚而阳暴绝也，盖得之病后酒且内，然吾能愈之。”即命治人参膏，而且促灸其气海。顷之手动，又顷而唇动。及参膏成，三饮之苏矣。其后服参膏尽数斤，病已。

天台周进士病恶寒，虽暑亦必以绵蒙其首，服附子数百，增剧。翁诊之，脉滑而数，即告曰:“此热甚而反寒也。”乃以辛凉之剂，吐痰一升许，而蒙首之绵减半；仍用防风通圣饮之，愈。周固喜甚，翁曰：“病愈后须淡食以养胃，内观以养神，则水可生，火可降；否则，附毒必发，殆不可救。”彼不能然，后告疽发背死。

一男子病小便不通，医治以利药，益甚。翁诊之，右寸颇弦滑，曰：“此积痰病也，积痰在肺。肺为上焦，而膀胱为下焦，上焦闭则下焦塞，辟如滴水之器，必上窍通而后下窍之水出焉。”乃以法大吐之，吐已，病如失。

一妇人产后有物不上如衣裾，医不能喻。翁曰：“此子宫也，气血虚，故随子而下。”即与黄芪当归之剂，而加升麻举之，仍用皮工之法，以五倍子作汤洗濯，皱其皮。少选，子宫上，翁慰之曰：“三年后可再生儿，无忧也。”如之。

一贫妇寡居病癞，翁见之恻然，乃曰：“是疾世号难治者，不守禁忌耳。是妇贫而无厚味，寡而无欲，庶几可疗也。”即自具药疗之，病愈。后复投四物汤数百，遂不发动。

翁之为医，皆此类也。盖其遇病施治，不胶于古方，而所疗则中；然于诸家方论，则靡所不通。他人靳靳守古，翁则操纵取舍，而卒与古合。一时学者咸声随影附，翁教之亹亹忘疲。

翁春秋既高，乃徇张翼等所请，而著《格致余论》《局方发挥》《伤寒辨疑》《本草衍义补遗》《外科精要新论》诸书，学者多诵习而取则焉。

翁简悫贞良，刚严介特，执心以正，立身以诚，而孝友之行，实本乎天质。奉时祀也，订其礼文而敬泣之。事母夫人也，时其节宣以忠养之。宁歉于己，而必致丰于兄弟；宁薄于己子，而必施厚于兄弟之子。非其友不友，非其道不道。好论古今得失，慨然有天下之忧。世之名公卿多折节下之，翁为直陈治道，无所顾忌。然但语及荣利事，则拂衣而起。与人交，一以三纲五纪为去就。尝曰：天下有道，则行有枝叶；天下无道，则辞有枝叶。夫行，本也；辞，从而生者也。苟见枝叶之辞，去本而末是务，辄怒溢颜面，若将浼焉。翁之卓卓如是，则医特一事而已。然翁讲学行事之大方，已具吾友宋太史濂所为翁墓志，兹故不录，而窃录其医之可传者为翁传，庶使后之君子得以互考焉。

论曰：昔汉严君平，博学无不通，卖卜成都。人有邪恶非正之间，则依蓍龟为陈其利害。与人子言，依于孝；与人弟言，依于顺；与人臣言，依于忠。史称其风声气节，足以激贪而厉俗。翁在婺得道学之源委，而混迹于医。或以医来见者，未尝不以葆精毓神开其心。至于一语一默，一出一处，凡有关于伦理者，尤谆谆训诲，使人奋迅感慨激厉之不暇。左丘明有云：“仁人之言，其利溥哉！”信矣。若翁者，殆古所谓直谅多闻之益友，又可以医师少之哉？（元·戴良《九灵山房集》）

探究活动

文章体现出来的“治未病”思想，对中医养生及治疗学有着深远的影响。小组合作，查找资料，探讨这一思想有何现实意义，将学习成果做成健康宣教手抄报。

《医学源流论》文选

学习目标

1. 分析文章中关于医术和医德的论点。
2. 查找资料，探究“用药如用兵”“名医不可为”蕴含的哲学思想。

文章导读

文章选自《医学源流论》，人民卫生出版社2007年版。《医学源流论》是清代医学家徐大椿编撰的医学论文集。徐大椿，原名徐大业，字灵胎，号洄溪，江苏吴江人。出生于公元1693年，卒于公元1771年。他性情通敏，擅豪辩，天文、地理、音律等无不通晓，尤精于医道。一生主要往来吴淞、震泽一带，以医为业。其著书丰硕，有《医学源流论》《兰台轨范》《伤寒论类方》。另外，他的歌曲有《洄溪道情》等30余首传世，风格幽默且多愤世嫉俗之语。

所选文章《用药如用兵论》生动形象地论述了用药如用兵之道，《名医不可为论》深刻阐述了名医的本质。这些观点发前人所未发，言常人所不敢言，针砭时弊，论述精辟入里。

重点字词

服食、宿食、虚邪之体、峻药、敦请、延治、余邪

用药如用兵论

圣人之所以全民生也，五谷[1]为养，五果为助[2]，五畜为益[3]，五菜为充[4]，而毒药则以之攻邪。故虽甘草、人参，误用致害，皆毒药之类也。古人好服食者[5]，必生奇疾，犹之好战胜者，必有奇殃[6]。是故兵之设也，以除暴[7]，不得已而后兴；药之设也，以攻疾，亦不得已而后用，其道同也。故病之为患也，小则耗精，大能伤命，隐然一敌国也。以草木偏性[8]，攻脏腑之偏胜[9]，必能知彼

问题磁场

文章是如何阐述“用药如用兵”观点的？

知己，多方以制之，而后无丧身殒命之忧。是故传经[10]之邪，而先夺其未至，则所以断敌之要道也；横暴之疾，而急保其未病，则所以守我之岩疆也；挟宿食而病者[11]，先除其食，则敌之资粮已焚；合旧疾而发者，必防其并，则敌之内应既绝。辨经络而无泛用之药[12]，此之谓向导之师[13]。因寒热而有反用之方[14]，此之谓行间之术[15]。一病而分治之，则用寡可以胜众，使前后不相救，而势自衰。数病而合治之，则并力捣其中坚[16]，使离散无所统，而众悉溃。病方进，则不治其太甚，固守元气，所以老其师[17]；病方衰，则必究其所之[18]，更益精锐，所以捣其穴。

[1] 五谷：麦、黍、稷、稻、菽。

[2] 五果：枣、李、栗、杏、桃。助：辅助。

[3] 五畜：牛、羊、豕、犬、鸡。益：补益。

[4] 五菜：葵、韭、薤、葱、藿。充：充养。原文见《素问·藏气法时论》。

[5] 古人好服食者：“好服食之古人”，指服食丹药及草木药求长生的古人。如魏、晋时人喜服五石散。

[6] 奇殃：大祸。

[7] 暴：害。

[8] 草木偏性：草木（药物）具有寒热温凉的偏性。

[9] 脏腑之偏胜：脏腑之气偏亢（引起的疾病）。

[10] 传经：病邪循着六经发展叫“传经”。如太阳传阳明、少阳等。

[11] 挟宿食而病者：夹带宿食而患病的人。

[12] 辨经络而无泛用之药：辨别经络，就不会有泛泛通用而不对症的药物。

[13] 向导之师：作战时的先头侦察部队。

[14] 反用之方：反治的方法，如“热以治寒而佐以寒药，寒以治热而佐以热药”。详见《素问·至真要大论》。

[15] 行间之术：施行离间（以瓦解敌人）的方法。

[16] 中坚：主要部分。

[17] 老其师：使敌方出兵，旷日持久，士气渐渐丧失。老，使动用法。

[18] 究：穷尽。这里指猛追，穷追，用作动词。所之：所到的地方。之，往，动词。

若夫虚邪之体[19]，攻不可过，本和平之药，而以峻药[20]补之，衰敝之日不可穷民力也；实邪之伤[21]，攻不可缓，用峻厉之药，而以常药和之，富强之国可以振威武[22]也。然而选材必当，器械必良，克期不衍[23]，布阵有方，此又不可更仆数[24]也。孙武子十三篇[25]，治病之法尽之矣。

[19] 虚邪之体：邪气伤人，体质已虚弱。
[20] 峻药：性味猛烈的药物。
[21] 实邪之伤：邪气伤人，体质未虚。
[22] 振威武：振兴军威武力。
[23] 克期不衍：限定日期，不得延误。克，通“尅”。衍，延误。
[24] 不可更仆数：“更仆难数”，形容事物繁多，数不胜数。
[25] 孙武子十三篇：指《孙子兵法》。

名医不可为论

为医固难，而为名医尤难。何则？名医者，声价甚高，敦请[26]不易，即使有力可延，又恐往而不遇。即或可遇，其居必非近地，不能旦夕可至。故病家凡属轻小之疾，不即延治[27]，必病势危笃[28]，近医束手[29]，举家以为危，然后求之。夫病势而人人以为危，则真危矣。又其病必迁延日久，屡易医家，广试药石，一误再误，病情数变，已成坏症。为名医者，岂真有起死回生之术哉？病家不明此理，以为如此大名，必有回天之力，若亦如他医之束手，亦何以异于人哉？于是望之甚切[30]，责之甚重。若真能操人生死之权者，则当之者难为情矣！若此病断然必死，则明示以不治之故，定之死期，飘然而去，犹可免责。倘此症万死之中，犹有生机一线，若用轻剂以塞责，致病患万无生理，则于心不安，若用重剂背城一战，万一有变，则谤议蜂起，前人误治之责，尽归一人。虽当定方之时，未尝不明白言之。然人情总以成败为是非，既含我之药而死，其咎不容诿矣！又或大病瘥后，元气虚而余邪尚伏[31]，善后之图，尤宜深讲[32]。病家不知，失于调理，愈后复发，仍有归咎于医之未善者，此类甚多。故名医之治病，较之常医倍难也。知其难，则医者固宜慎之又慎，而病家及旁观之人，亦宜曲谅[33]也。然世又有获虚名之

问题磁场

试举例说明“名医不可为”的原因。

时医，到处误人，而病家反云此人治之而不愈，是亦命也。有杀人之实，无杀之名，此必其人别有巧术以致之[34]，不在常情之内矣。

[26] 敦请：延请。
[27] 延治：延请名医救治。
[28] 危笃（dǔ）：病危笃重。
[29] 束手：束手无策。
[30] 望之甚切：寄托的希望很大。
[31] 余邪尚伏：病邪尚潜伏体内。
[32] 尤宜深讲：是非常有讲究的。
[33] 曲谅：得到谅解。
[34] 别有巧术以致之：别有巧术蛊惑众人。

巩固练习

一、选择题

1. “克期不衍”中“克”的意思是（　　）。

A. 限定　　B. 克服　　C. 攻克　　D. 克制

2. “虚邪之体”中“邪”的意思是（　　）。

A. 邪恶　　B. 邪气　　C. 恶毒　　D. 不正经

3. “挟宿食而病者”中“宿食”是指（　　）。

A. 住宿和吃饭　　B. 夜餐　　C. 未消化的食物　　D. 过期的食物

二、填空题

1. “五谷”是指__________；“五果”是指__________；“五畜”是指__________；“五菜”是指__________。

2. “以峻药补之”意为__________。

3. “传经”是指__________。

三、翻译题

1. 古人好服食者，必生奇疾，犹之好战胜者，必有奇殃。

2. 若夫虚邪之体，攻不可过，本和平之药，而以峻药补之，衰敝之日不可穷民力也；实邪之伤，攻不可缓，用峻厉之药，而以常药和之，富强之国可以振威武也。

3. 又或大病瘥后，元气虚而余邪尚伏，善后之图，尤宜深讲。病家不知，失于调理，愈后复发，仍有归咎于医之未善者，此类甚多。

资料链接

终日遑遑，
总没有一时闲荡。
严冬雪夜，
拥被驼绵，
直读到鸡声三唱。
到夏月蚊多，
还要隔帐停灯映末光。
只今日，
目暗神衰，
还不肯把笔儿放轻。

（徐大椿《洄溪道情·题山庄讲读图》）

探究活动

请参阅张景岳《古方八阵》《新方八阵》，小组合作，以“用药如用兵”为话题，编制访谈提纲，采访当地老中医，请他们谈一谈自己的看法，并将访谈过程录制成视频，发布在网络学习平台上交流。

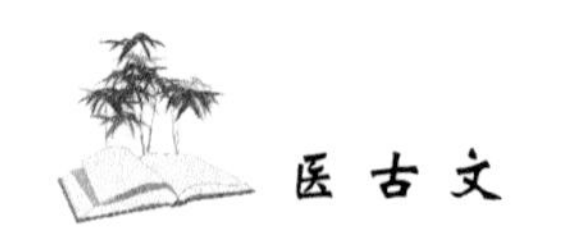

基础知识

词　汇

语音、词汇、语法是语言的三大要素。它们随着事物的发展变化不断改变着内容和形式。其中，词汇对客观事物的变化最为敏感，不断要求自己能够适应社会发展的需要，反映出新的内容和意义。因此，词汇的变化最为迅速，它是语言的“建筑材料”。古今词义的变化会给我们阅读古籍带来一定的困难。所以，了解汉语古今词汇的发展演变规律，对我们学习医古文具有重要的意义。

一、词义的变迁

词汇变迁的一个主要表现就是词义在不断地发展变化。随着社会的发展变化，表现客观事物的词新旧更替，因而有了古义与今义之分，这是词义的变迁。词义的变迁一般分为词义的扩大、缩小和转移三种现象。一个词原来的意义范围比较狭窄，后来扩大了，这种现象叫作词义的扩大；一个词原来的意义范围比较大，后来缩小了，这种现象叫作词义的缩小；一个词的意义从甲义转变为乙义，甲义与乙义之间已经没有意义上明显的联系，这种现象叫作词义的转移。

（一）词义的扩大

某些词在发展变化中，词义的范围有所扩大，不仅含有古义，而且含有新义（今义），即今义大于古义，古义被包含在今义之中。如“炙”，本来的意思是“烤肉”，后来引申为动词，表示“烤”，但只限制在“烤肉”这一动宾结构，又不限用于“烤肉”了。如《伤寒论》栀子厚朴汤方中：枳实四枚（水浸，炙令黄）。

其他例子如：

里：本来指衣服的里子，后来就泛指一切事物的里面，如口里、屋里、家里。又指里证，如“阴、阳、寒、热、虚、实、表、里”八纲中的“里”。

子：本义是“儿子”（古代也包括女儿），后来泛指一切人，如男子、女子、士子。后来又扩大到指动物的卵，如鸡子。《本草便读》谓：“鸡子内黄外白，入心肺，宁神定魄；和合熟食，亦能补益脾胃；生冲服之，可以养心营，可以退虚热。”

灾：甲骨文作“㷩”，“失火”为灾，后来泛指一切灾难祸患。《伤寒论序》中载道：“遇灾值祸，身居厄地，蒙蒙昧昧，蠢若游魂。”

（二）词义的缩小

某些词在发展变化中，词的含义逐渐缩小，由所含的多种意义缩小为古义中的一部分意义，即古义所表示的范围大于今义。比如“臭”，一开始泛指一切气味。《素问·金匮真言论》“其臭臊、其臭焦、其臭香、其臭腥、其臭腐”中的“臭”只表示气味。《大医精诚》“其有患疮痍、下痢，臭秽不可瞻视，人所恶见者”中的“臭”表示臭味。

其他例子如：

金：本义是金属的通称。如《本草纲目》中“谓其能合金疮”的“金”，表示金属。后来词义缩小，就单指“黄金”。

禽：本义是鸟兽的总称。如《华佗传》中“吾有一术，名五禽之戏：一曰虎，二曰鹿，三曰熊，四曰猿，五曰鸟”，“五禽之戏”，就是指“虎、鹿、熊、猿、鸟”五种动物而言。后来词义缩小，就专指鸟类，如“飞禽走兽”。

祥：古义包含“吉”和“凶”两个方面的意思。今义“祥”只包括“吉”这一方面含义。《左传》：“是何祥也，吉凶焉在？”《华佗传》：“卿今强健，我欲死，何忍无急去药，以待不祥？”前一个“祥”表“吉凶的预兆”，后一个“祥”表“吉”，“不祥”即“不吉”。

（三）词义的转移

某些词在发展变化中，新义产生之后，旧义一般不再使用了，但新旧义之间还存在着一定的联系。如先秦时代，“涕”只作“眼泪”讲，不指鼻涕，而把鼻涕称为“泗”。如《毛传》曰：“自目曰涕，自鼻曰泗。”至今一些成语还保留着“涕”的古义，如“感激涕零”“痛哭流涕”。汉代之后，“涕”的词义开始转移，另造了“泪（淚）”字，于是“涕”由眼泪转为鼻涕。《素问·宣明五气篇》：“肺为涕，肝为泪。”王冰解释“涕”为“鼻涕”。

其他例子如：

脚：本义是指小腿。如《伤寒论序》：“按寸不及尺，握手不及足。”后来，“脚”就由“小腿”义转移到“足”义了。《论风毒脚气》：“然此病发，初得先从脚起，因即胫肿。”小腿用“胫”表示。

走：本义是跑。《扁鹊传》：“望见桓候而退走。”“走”都是“跑”的意思。今天的“走”，古代多说“行”或“步”。《华佗传》：“佗尝行道。”《素问·四气调神大论》：“夜卧早起，广步于庭，被发缓形，以使志生。”“行道”，就是走在路上。后来“走”转变为“行”，于是原来的“走”就为“跑”所代替了。

闻：本义是听。《扁鹊传》：“当闻其耳鸣而鼻张。”后来向“嗅”的意义转化。《素问·腹中论》：“病至则先闻腥臊臭。”现在基本上为“嗅”义所代替了。但在古籍中，“闻”的本义仍被广泛地使用着。

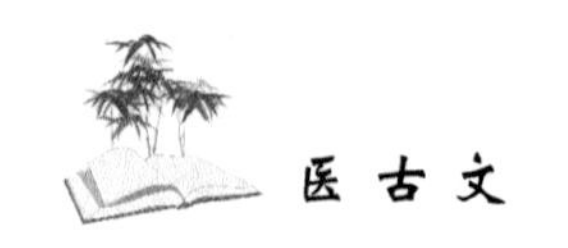

从这三种情况来看，词的意义是在不断发展变化的。词义的变化既具有时代性，又有继承性。一般而言，古义和今义既有区别又有联系。今义是从古义的基础上发展而来的，二者之间必然会有一定联系，有的比较明显，有的比较隐晦，有的比较密切，有的比较疏远，需要结合词汇的时代背景去探究。

二、单音词与复音词

（一）单音词连用现象

在古代，汉语单音词占优势，而在现代汉语中，复音词（主要是双音词）占绝对优势。而在古汉语中往往会出现这样的现象：两个单音词连用后，正好同现代汉语的一个双音词同形，这时应分别解释这两个单音词，而不能错把它当作现代汉语中的一个双音词来理解。这种现象可以分为两类。

1. 连用的两个单音词构成词组。

例如：

卫生：古代“卫生”是“养生”的意思，是由两个单音词构成的动宾结构。如《医方集解·序》:“用者据之，不致径庭。宁非卫生之一种助欤?”现代汉语中，“卫生”是双音节词。

经济：古代意为“经国济民”，是由两个单音词构成的联合词组。如《徐灵胎先生传》:“少时留心经济之学。”现代汉语中“经济”为双音节的名词。

地方:“地方”意为“土地方圆”，是由两个单音词构成的联合词组。如《邹忌讽齐王纳谏》:“今齐地方千里。”现代汉语中“地方”为双音节名词。

2. 连用的两个单音词不构成词组。

例如：

便宜：古汉语中，“便”与“宜”之间为互不相关的单音词，未构成词组。如《素问·刺疟篇》:“疟脉缓大虚，便宜用药，不宜用针。”现代汉语中，“便宜”为双音节动词。

原则:“原”与“则”之间为互不相干的单音词，“原”意为“病源”，与“则”字未构成词组。现代汉语中，“原则”为双音节的名词。如《张仲景伤寒五法考》:“夫伤寒、温暑，其类虽殊，其所受之原则不殊也。”

书本：古汉语中，“书”与“本”之间为互不相关的单音词，“本”意为“本来”，与“书”字未构成词组。现代汉语中，“书本”为双音节名词。如《温病条辨叙》:“所谓温者，寒中之温，以其书本论伤寒也。”

（二）单音词中的“一词多义”

古汉语因为单音词占优势，所以其音节是有限的，这就会造成有某些单音词包含多种意义，即“一词多义”。再加上长期的词义的引申，古汉语词汇的词义比现代汉语词汇复杂得多。现举例介绍单音词的一词多义现象。

疾　《扁鹊见蔡恒公》:“寡人无疾。”（小毛病）

《西门豹治邺》:“问民之所疾苦。”（痛苦）

《孙膑》:“庞涓恐其贤于己，疾之。”（妒忌）

《触龙言说赵太后》:“老臣病足，曾不能疾走。”（快）

顾　《硕鼠》:“莫我肯顾。”（照顾）

《出师表》:“三顾臣于草庐之中。”（拜访）

《廉颇蔺相如列传》:“顾吾念之。”（只不过）

迁　《张衡传》:“拜郎中，再迁为太史令。”（升官）

《岳阳楼记》:“迁客骚人。”（贬谪）

（三）复音词中的“联绵词”

古汉语中有一部分复音词称为“联绵词”或“连语”，在阅读时不可分别释义。如王念孙在《读书杂点·汉书第十六》就有“连语”一条，指出“凡连语之字，皆上下同义，不可分训”，联绵词有以下两个特点。

第一，不可分释。联绵词的词义是单一的，不可分别释义。如秋千、徘徊、窈窕、磅礴、蝴蝶、狼狈等。从例词中可见，每一词之间都不能分割，否则就与原意不同了。

第二，具有双声或叠韵关系。构成连绵词的两个音节多是有双声或叠韵。有些词的声母相同（或相近），故称它们为“双声联绵词”，如参差、流漓、犹豫、慷慨等。有些词的韵母相同（或相近），故称“叠韵联绵词”，如须臾、彷徨、徜徉、从容等。有些词的声母与韵母相同（或相近），故称“双声叠韵联绵词”，如淡儋、俯伏等。

四、复词偏义

有一类词，由两个意义相反或相对的字（词素）组成，而在句子中只偏用其中一个字的意义，这种现象，词汇学上称为“偏义复词”。从词义角度来说，也可称为“复词偏义”。

例如：

轻重:“又有医人工于草书者，医案人或不识，所系尚无轻重。”（《吴医汇讲·书方宜人共识说》）“轻重”只偏用“重”的意义，意思是“紧要”。

得失:“询谋得失，深遂夙愿。”（王冰《黄帝内经素问注·序》）“得失”只偏用“得”的意义，意思是“收获”。

短长：“今余刻此图，并非独出己见，评论古人之短长。”（《脏腑记叙》）“短长”只偏用“短”的意义，意思是“短处”“缺点”。

死生:“岂复计病者之死生乎?”（《儒门事亲·汗下吐三法该尽治病诠》）“死生”只偏用“死”的意义，意思是“死亡”。

异同:“其王、阮、傅、戴、吴、葛、吕、张，所传异同，咸悉载录。”（《脉经·

序》）“异同”只偏用“异”的意义，意思是“分歧点”“不同处”。

缓急:“缓急无可使者。”（《史记・扁鹊仓公列传》）“缓急”只偏用“急”的意义，意思是“紧急”。

这种偏义复词，在现代汉语里还有新的出现，如“兄弟”只当“弟”讲。“兄弟”在古汉语里不是偏义复词，而是一个联合词组。

三、本义与引申义

（一）本义的分析法

本义是指词语产生时所具有的最初意义。汉字是属于表意系统的文字，而古汉语又以单音词为主，基本上一个字就是一个词，所以分析汉字的形体结构是掌握本义的重要手段，也就是说书中的象形、指事、会意、形声是分析汉字形体结构和本义的主要方法，而分析形体结构，甲骨文最容易分析。

例如：

鼻（自），甲骨文写成“[甲骨文]”，像人的鼻子。

血，甲骨文写成“[甲骨文]”，像在祭祀时将血盛于器皿之中。

龋，字甲骨文象牙齿生虫的象形，写成“[甲骨文]”。这是世界医学史上有关龋齿的第一次记载。

（二）本义和引伸义的关系

本义和引申义的关系，主要表现为直接引申和间接引申两个方面。

1. 直接引申。

某些词直接以本义为中心，分别引出若干引申义，称直接引申。直接引申犹如一树多枝，因其以本义字为中心分别向不同方向引申，故亦称辐射式引申（或复线引申）。

2. 间接引申。

某些词由本义引申出甲义，再由甲义进一步引申出乙、丙、丁等引申义，称间接引申。因这种一环扣一环绵延不断的引申，故亦称绵延式引申（或直线引申）。

直接引申（辐射线）与间接引申（绵延式）表现了本义与引申义形式过程的复杂性，它们不是截然分开的，多半还是二者混合出现在一个多义词的引申系列里。

四、同义词的辨析

古代汉语里的同义词很多，进行辨析对我们理解医古文有很大帮助。同义词，是指汉语中意思相同或相近的词。他们有同有异，或者含义有繁有简，或者使用范围有宽有窄，或者使用条件有所不同。辨析同义词需要结合词义的引申、词义的变迁进行。举例如下。

疾、病：秦汉以前二者含义是有区别的，轻微的病叫“疾”，重病叫“病”。《说文解字》中称，“疾，病也”，又“病，疾加也”。二者有区别。秦汉以后，“疾”和“病”有时有别，有时无别，没有严格的界限了。如《扁鹊传》中“君有疾在腠理”“君有疾在血脉”“君有疾在肠胃间”，都是用“疾”字，最后发展到疾“在骨髓”，才说“桓侯体病”，用了一个“病”字，可见二者仍有区别。但在“当晋昭公时”一段里，前面说“简子疾，五日不知人”，“重病”用了“疾”字，后面又说“今主君之病与之同”，同指一件事，这里又用了“病”字，可见二者界限已经不清楚了。

哮、喘：今天合称“哮喘”，古代二者有区别。“哮”是指喉间声响，开口闭口皆有痰声；“喘”是指呼吸迫促，升多降少。《医学心悟》:“喘以气息言，哮以声响言。”哮证发作期间，每与喘促相兼，而喘未必兼哮。

咳、嗽：二者在古代医学典籍中是有区别的，“有声无痰”叫作“咳”，“有痰无声”叫作“嗽”。今天我们在临床上，常将无痰的“咳”叫“干咳”，有痰有声的统称“咳嗽”。《杂病源流犀烛》:“有声无痰曰咳。非无痰，痰不易出也。”《素问病机气宜保命集》:“有痰无声，名之曰嗽。”

研究性学习活动

说古谈今话医德

学习目的

1. 在理解文本的基础上阐发本单元文章的思想内涵，并能够用举例论证、理论论证等论证方法加以佐证。

2. 搜集相关文献，整理中国古代的医德故事或核心思想，并阐述其现实意义。

3. 学会合理表达，能够流畅地汇报研究成果。

学习指导

1. 确定选题。

作为医者，不仅要具有精湛的医术，还要具备良好的道德品质。中国古代很多名医都具备这种优良的品质，而这也根植于中华民族博大精深的传统文化。在阅读本单元文选时，能够关注其思想内涵，从某一点或整篇文章的核心思想出发，去阐发其意义，是确定好选题的关键。

这一个研究专题很容易与自己的专业精神结合，从而阐述现实意义。建议选题时充分考虑这一点。

2. 搜集资料。

在确立研究题目的过程中可能已经搜集了一些资料，但对于某一点而言，还必须搜集更多、更典型的资料，这样才能收到预期的效果。而本单元的选文议论性强，因而，在搜集资料时，应该注重佐证性的叙事型材料，这样会使阐释的观点更有说服力。

3. 探讨研究。

根据研究专题的大小和研究人员的组成情况，在完成资料搜集工作之后，我们就可以采取或自主探究或合作探究的方式进行具体的研究了。不过，无论哪种方式都要有目标、有过程、有策略。研究方案起码包括目标、内容、过程、方法、结果等内容。研究时要发挥主动性，以问题为先导，围绕问题进行探究。研究结果可以是分层次和分角度的，不要求完全统一，但要求言之有据，言之成理。

4. 成果交流。

成果汇报，可以采取研究报告、读后感或小论文的方式进行交流。不过，在交流之后，还要进行反思和总结，并互通有无。

学习评价

所谓评价，就是对其成果中对的、有价值的方面给予肯定，对成果中错的、无价值的予以否定。而且应知其所以然，这样才能使学习目的的实现程度最大化。

参考选题

1. 中医医德的儒家思想。
2. 释“大医精诚”。
3. 论“杏林”医德的现代传承。
4. 释“名医不可为，伪医尤可憎”。
5. 释“患者如至亲，同行勿相轻”。
6. “悬壶济世”考。
7. 某某名医医德考。

第三单元

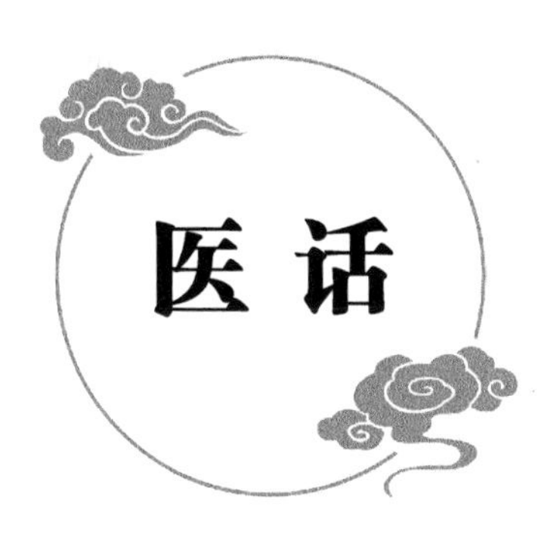

在古代医生的临床实践中，留下了很多笔记或随笔。这些内容没有一定的体例，篇幅也较短，但却记录了古人行医过程中的心灵感悟、治病验案、传闻经验、研究心得、读书体会、医事制度等。

医话的特点是内容广博、无医不话、医文兼通、文字流畅。只言片语中反映其宇宙观、生死观、人生观、健康观，往往展现出深邃的思考力。大家通过学习，可以感受古代医学叙事的风格及了解杏林杂闻轶事。

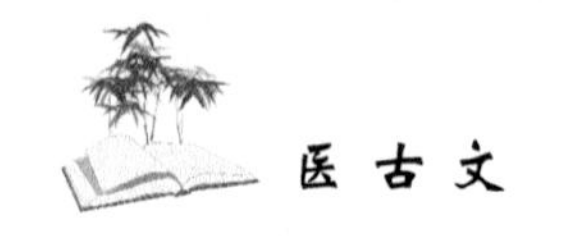

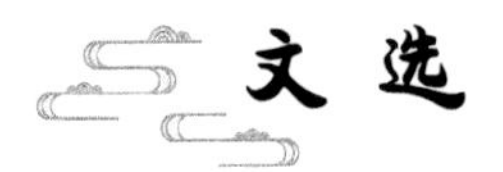
文选

书方宜人共识说

学习目标

1. 讲述文章所表达的观点。
2. 探讨“处方字迹要端正清楚”的现实意义。

文章导读

选自清代唐大烈编纂的《吴医汇讲》，上海科学技术出版社 1983 版。文章强调医生在开处方时，药名要通俗易懂，字迹要端正清楚，不能故意标新立异，否则就会延误时机，危害病人。

重点字词

萎蕤、矜奇、羁延

国家征赋，单曰易知；良将用兵，法云贵速；我侪之治病亦然。尝见一医方开小草，市人不知为远志之苗，而用甘草之细小者。又有一医，方开蜀漆，市人不知为常山之苗，而令加干漆者。凡此之类，如写玉竹为萎蕤[1]，乳香为熏陆，天麻为独摇草，人乳为蟠桃酒，鸽粪为左蟠龙，灶心土为伏龙肝者，不胜枚举。但方书原有古名，而取用宜乎通俗，若图立异矜奇[2]，致人眼生[3]不解，危急之际，保无误事？又有医人工于草书者[4]，医案人或不识，所系尚无轻重[5]；至于药名，则药铺中人，岂能尽识草书乎？孟浪者约略撮之而贻误[6]，小心者往返询问而羁延[7]。可否相约同人[8]，凡书方案，字期清爽，药期共晓？

问题磁场

文章举了哪些例子来说明“书方宜人共识”？

[1] 萎蕤（wěi ruí）：玉竹。
[2] 矜奇：夸耀。
[3] 眼生：陌生，没有见过。
[4] 又有医人工于草书者：工，善于。“工于草书者”是“医生”的后置定语。
[5] 轻重：偏义复词，义在“重”，紧要。
[6] 孟浪者：粗心大意的人。撮：用两三个指头取物。
[7] 羁延：耽搁，延误。
[8] 同人：犹同行。

巩固练习

一、选择题

1. “萎蕤”的意思是（　　）。

A. 花草　B. 树木　C. 蔷薇　D. 玉竹

2. “矜奇”的意思是（　　）。

A. 夸耀　B. 奇怪　C. 矜持　D. 自信

3. “孟浪者”的意思是（　　）。

A. 粗心大意的人　B. 豪放的人　C. 放荡的人　D. 勇猛的人

二、翻译题

1. 国家征赋，单曰易知；良将用兵，法云贵速；我侪之治病亦然。

2. 但方书原有古名，而取用宜乎通俗，若图立异矜奇，致人眼生不解，危急之际，保无误事？

3. 孟浪者约略撮之而贻误，小心者往返询问而羁延。

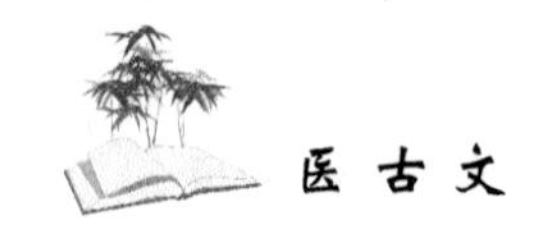

三、问答题

举例说明“书方宜人共识”的现实意义。

探究活动

有的医生开处方时字迹潦草难认，您对这一现象有何看法？以小组为单位，设计问卷，面向医生、患者以及普通群众开展一次调研活动，写一份调研报告。

太平崔默庵医多神验

学习目标

1. 分析文章的叙事手法。
2. 从医学知识的角度探讨该医话的科学性。

文章导读

这则医话选自清代陆以湉（tián）编纂的《冷庐医话》，上海卫生出版社1958年版。文章说明医生看病必须要全面观察、认真思考才能确定病因。

重点字词

延、六脉、饮啖、痘现

太平[1]崔默庵医多神验。有一少年新娶，未几出痘，遍身皆肿，头面如斗。诸医束手，延[2]默庵诊之。默庵诊症，苟不得其情[3]，必相对[4]数日沉思，反复诊视，必得其因而后已。诊此少年时，六脉[5]平和，惟稍虚耳，骤不得其故[6]。时因肩舆[7]道远腹饿，即在病者榻前进食。见

问题磁场

这则医话对中医师的专业学习有何启示？

病者以手擘目[8]，观其饮啖[9]，盖目眶尽肿，不可开合也。问:“思食否?”曰:“甚思之，奈为[10]医者戒余勿食何?”崔曰:“此症何碍于食?”遂命之食。饮啖甚健，愈不解。久之，视其室中，床榻桌椅漆气熏人，忽大悟，曰:“余得之矣!”亟命别迁一室，以螃蟹数斤生捣，遍敷其身。不一二日，肿消痘现[11]，则极顺[12]之症也。盖其人为漆所咬[13]，他医皆不识云。

[1] 太平：今安徽省太平县。
[2] 延：请。
[3] 情：这里指病因。
[4] 相对：这里指对着病人。
[5] 六脉：两腕寸、关、尺之脉合称六脉。
[6] 故：原因，病因。
[7] 肩舆：这里指坐轿子。舆，轿子。
[8] 擘（bāi）目：掰开眼睛。擘，同“掰”。
[9] 啖（dàn）：吃。
[10] 为：被。
[11] 痘现：痘已透现。
[12] 极顺：指痘出得极顺利。
[13] 为漆所咬：被漆气所伤，这里指对漆气的过敏反应。

巩固练习

一、选择题

1. “延默庵诊之”中“延”的意思是（　　）。

A. 请　　B. 延续　　C. 延迟　　D. 顺延

2. “时因肩舆道远腹饿”中“肩舆”的意思是（　　）。

A. 坐轿子　　B. 坐马车　　C. 抬轿子　　D. 赶马车

二、翻译题

1. 默庵诊症，苟不得其情，必相对数日沉思，反复诊视，必得其因而后已。

2. 诊此少年时，六脉平和，惟稍虚耳，骤不得其故。

探究活动

这则医话反映了什么道理？请结合自己的专业，举例说明，并在网络学习平台上交流讨论。

古今权量有异

学习目标

1. 解释重点字词，分析文章说明的道理。
2. 查找资料，探究古今重量计量的变化。

文章导读

这则医话选自清代陈其元编纂的《庸闲斋笔记》，中华书局出版社 1989 年版。文章说明医生一定要弄清楚古今剂量的关系，才能正确量取药物，提高药效。

重点字词

重剂、嗣、权量、合、三服、气薄

今之医者，多善用重剂[1]取效。曰：“古方本重，吾已减轻矣。”验之古方诚然。心窃疑之，以为古人秉气素厚也。嗣[2]阅洄溪徐灵胎所著《慎疾刍言》一书内《论制剂》一篇，始悟今医重剂之悖乎古也。洄溪之言曰：古之权量[3]甚轻，古一两今二钱零，古一升今二合[4]，古一剂今三服，古之医者，皆自采鲜药，如生地、半夏之类，其

问题磁场

查找资料，说明文章反映的重量计量的变化。

重比干者数倍。故古方虽重，其实无过今之一两者。惟《千金》《外台》[5]间有重剂，此乃治强实大症，亦不轻[6]用也。若[7]宋元以来，每总制一剂，方下必注云[8]：每服或三钱，或五钱，亦无过两者，此煎剂之方也。末药则用一钱匕，丸药则如桐子大者十丸，加至二三十丸。试将古方细细考之，有如今之二三两至七八两之煎剂乎？皆由医者不明古制，以为权量与今无异，又自疑为太重，为之说曰："今人气薄[9]，当略为减轻。"不知已重于古方数倍矣。

[1] 重剂：超过一般的用药量。
[2] 嗣（sì）：后来。
[3] 权量：指重量、容量。
[4] 今：指清代。合：容量单位，一升的十分之一。
[5]《千金》《外台》：指唐代孙思邈的《千金要方》和王焘的《外台秘要》。
[6] 轻：随便。
[7] 若：至于，连词。
[8] 注云：注明说。
[9] 气薄：体质弱。

巩固练习

一、选择题

1. "今之医者，多善用重剂取效"中"重剂"的意思是（　　）。

A. 超过一般的剂量　　B. 重要的剂量

C. 好的药剂　　D. 多的药剂

2. "今人气薄，当略为减轻"中"气薄"的意思是（　　）。

A. 气短　　B. 气少　　C. 元气大伤　　D. 体质弱

二、翻译题

1. 嗣阅洄溪徐灵胎所著《慎疾刍言》一书内《论制剂》一篇，始悟今医重剂之悖乎古也。

2. 皆由医者不明古制，以为权量与今无异，又自疑为太重，为之说曰："今人气薄，当略为减轻。"不知已重于古方数倍矣。

探究活动

请查找资料，小组合作，以图表形式展示中医药古今重量计量的变化，绘制后在班级文化墙上张贴交流。

食无求饱

学习目标

1. 解释重点字词，分析文章蕴含的养生学道理。
2. 讨论文章对现代人养生的现实指导意义。

文章导读

本文摘录自《医说》，中国中医药出版社2009年版。这则医话选自宋代娄居中的《食治通说》，现已亡佚。宋代张杲所著《医说》收录了其中一部分内容。

重点字词

颐养、灵源、神水、疢疹

语曰"不多食"，又曰"食无求饱"，谓食物无务于多，贵在能节，所以保冲和而顺颐养[1]也。若贪生务饱，淤塞难消，徒积暗伤，以召疾患。

问题磁场

结合专业知识，讨论"食无求饱"的科学依据。

[1] 颐（yí）养：保养。

盖食物甚饱，耗气非一[2]：或食不下而上涌呕吐，以耗灵源[3]；或饮不消而作痰咯唾，以耗神水[4]。大便频数而泄，耗谷气之化生；溲便利滑而浊，耗源泉之浸润。至于精清冷而下漏，汗淋漓而外泄，莫不由食物过伤，滋味太厚。

[2] 耗气非一：不只消耗一处之精气。
[3] 以耗灵源：消耗元气。灵源，元气。
[4] 神水：指津液。

如能节满意之食，省爽口之味，长不至于饱甚者，即顿顿必无伤，物物皆为益。糟粕变化，早晚溲便，按时华精[5]，和一上下；津液蓄神，含藏内守，荣卫外护，邪毒不能犯，疾疹[6]无由作。故知古人之立言垂教，足以为养生之大经[7]也。

[5] 按时华精：按时把食物转化成精华。华，通“化”，转化。
[6] 疾疹（zhěn）：疾病。
[7] 大经：重要的道理。

巩固练习

一、选择题

1. “或饮不消而作痰咯唾，以耗神水”中“神水”的意思是（　　）。

A. 露水　　B. 雨水　　C. 津液　　D. 天水

2. “糟粕变化，早晚溲便，按时华精”中“华”的意思是（　　）。

A. 通“化”　　B. 华丽　　C. 繁华　　D. 花

二、翻译题

1. 若贪生务饱，淤塞难消，徒积暗伤，以召疾患。

2. 如能节满意之食，省爽口之味，长不至于饱甚者，即顿顿必无伤，物物皆为益。

探究活动

“食无求饱”有何科学依据？请根据所学专业知识，以班级为单位组织一次相关主题的沙龙。

学医犹学弈

学习目标

1. 分析文章蕴含的学习医学的道理。
2. 领会文章善于譬喻的行文风格。

文章导读

这则医话选自清代赵彦晖的《存存斋医话稿》，中国中医药出版社 2012 年版。赵彦晖，原名赵光燮，字晴初，晚号存存老人、寿补老人。他是浙江会稽（今浙江绍兴）人，为当时名医。清同治元年（1862 年）设诊吴门（今苏州），慕名求治者众。他行医辨证严谨、选药精审、擅用药露，撰《存存斋医话稿》五卷、《存存斋教子学医法》一卷，今尚存。其他作品还有《存存斋医学杂志》《存存斋本草杂识》《本草撷华》《医学杂记》《医案偶存》《奇偶方选》等，均已亡佚。

重点字词

弈、胶柱鼓瑟、殂、效尤

学医犹学弈[1]也，医书犹弈谱也。世之善弈者，未有不专心致志于弈谱，而后始有得心应手之一候。然对局之际，检谱以应敌，则胶柱鼓瑟[2]，必败之道也。医何独不然？执死方以治活病，强题就我，人命其何堪哉[3]！故先哲有言曰："检谱对弈，弈必败；拘方治病，病必殆。"丹溪朱氏亦曰："古方新病，安有能相值者？泥是且杀人[4]！"由是言之，世所传经验单方，往往仅标治某病，而不辨别脉证。其间清和平淡之品，即不对证，试用尚无大碍；若刚暴猛烈之药，用者尚其慎之！

[1] 弈（yì）：围棋。
[2] 胶柱鼓瑟（sè）：比喻拘泥不知变通。
[3] 人命其何堪哉：人的生命怎能忍受得了呢？
[4] 泥是且杀人：拘泥古方将要伤害病人。

余亲见一妇人，用密陀僧截疟；一男子用蕲蛇酒治痛风，皆顷刻告殂[5]，与服毒无异。又张石顽曰：或问近世治黄瘅病，多用草头单方。在穷乡绝域[6]，犹之可也；城郭愚民，亦多效尤[7]，仁人鉴此，岂不痛哉！

问题磁场

结合专业知识，讨论所举例子的科学依据。

[5] 殂（cú）：死亡。
[6] 穷乡绝域：偏远的地方。
[7] 效尤：语出《左传》"郑伯效尤"，后谓效仿他人的过失为效尤。

巩固练习

一、选择题

1. 有关"胶柱鼓瑟"，说法不正确的一项是（　　）。

A. 用胶把柱粘住以后弹琴，柱不能移动，就无法调弦

B. 比喻固执拘泥，不知变通

C. 典故出自《史记·廉颇蔺相如列传》

D. 比喻弹琴的技艺非常高超

2. 有关"余亲见一妇人，用密陀僧截疟；一男子用蕲蛇酒治痛风，皆顷刻告殂"

的说法，不正确的一项是（　　）。

A. 密陀僧是一种矿物药，有防腐之功效

B. 蕲蛇酒是一种药酒

C. 截疟是治疗疟疾的方法之一。在病人疟疾发作前，用药物或针刺等方法制止疟疾发作

D. “顷刻告殂”的意思是瞬间晕倒

二、翻译题

1. 世之善弈者，未有不专心致志于弈谱，而后始有得心应手之一候。

2. 由是言之，世所传经验单方，往往仅标治某病，而不辨别脉证。

探究活动

阅读文章，分析在行医过程中需要学习对弈的哪些准则？探究这些准则对专业学习的启示，写一段话，在班会课上交流。

大病不守禁忌论

学习目标

1. 分析文章中蕴含的医学道理。
2. 讨论文章中的医学观点对现代人治疗疾病的启示。

文章导读

这则医话选自元代朱震亨的《格致余论》，天津科技出版社2000年版。朱震亨事迹见《不治已病治未病论》。文章讲述了病人在治病过程中遵守禁忌的重要性，对当代人服药、治疗具有积极的指导意义。

重点字词

胃气、日不暇给、啖水

病而服药，须守禁忌，孙真人[1]言之详矣，但不详言所以守禁忌之由。敢陈其略，以为规戒。

[1] 孙真人：指孙思邈，唐代著名医学家，著有《备急千金要方》《千金翼方》各三十卷。

夫胃气者，清纯冲和之气[2]，人之所赖以生者也。若谋虑神劳，动作形苦，嗜欲无节，思想不遂，饮食失宜，药饵违法，皆能致伤。致伤之后，须用调补，恬不知怪，而乃恣意犯禁，旧染之证与日俱积，吾见医将日不暇给[3]，而伤败之胃气，无复完全之望，去死近矣。

[2] 清纯冲和之气：胃气清洁纯正，性质和平。
[3] 日不暇给：每日应接不暇。

予族叔形色俱实，痎疟又患痢，自恃强健能食，绝无忌惮[4]。一日召我曰："我虽病，却健而能食，但苦汗出耳，汝能止此汗否？"予曰："痎疟非汗出不能愈也，可虑者正在健与能食耳。此非痢也，胃热善消，脾病不化，食积与病势已甚矣。此时节择饮食以养胃气，省出入以避风寒，候汗透而安。"叔曰："世俗谓无饱死痢，我今能食，何谓可虑？"余曰："痢而能食者，知胃气未病也，故言不死，非谓恣食不节择[5]者。"不从所言，恣口大嚼，遇渴又多啖[6]水，果如此者，月余后，虽欲求治，不可著手矣，淹淹又月余而死。《内经》以"骄恣不论于理"为不治之病，信哉！

问题磁场

结合专业知识，讨论所举例子的科学依据。

[4] 忌惮：禁忌，畏惧。
[5] 恣（zì）食不节择：恣意饮食，不加节制和选择。

[6] 啖（dàn）：吃，这里作“饮”解。

又周其姓者[7]，形色俱实，患痢善食而易饥，大嚼不择者五日矣。予责之曰：“病中当调补自养，岂可滋味戕贼？”遂教之只用熟萝卜吃粥耳。少与调治，半月而安。

[7] 周其姓者：一个姓周的人。

巩固练习

一、选择题

1. “夫胃气者，清纯冲和之气”中“清纯”的意思是（　　）。

A. 至纯至清　　B. 单纯　　C. 清澈纯真　　D. 清楚

2. 有关“吾见医将日不暇给”的说法，不正确的一项是（　　）。

A. “日不暇给”的意思是“每日应接不暇”

B. “给”是“够”的意思

C. “日不暇给”典故出自《左传》

D. “暇”的意思是“空闲”

二、翻译题

1. 若谋虑神劳，动作形苦，嗜欲无节，思想不遂，饮食失宜，药饵违法，皆能致伤。

2. 此非痢也，胃热善消，脾病不化，食积与病势已甚矣。此时节择饮食以养胃气，省出入以避风寒，候汗透而安。

探究活动

在日常生活中有哪些服药禁忌需注意？请以小组为单位，制作一份健康宣教手抄报。

劝医说

学习目标

1. 解释文章重点字词，分析文章思想内容。
2. 举例说明从医需要具备的才学、品德。

文章导读

这则医话选自《潜斋医话·劝医说三则》，岳麓书社 1990 年版。作者王士雄（公元 1808—1866 年），字孟英，浙江钱塘（今浙江杭州）人，清代著名医学家。作者认为才、学、识三者皆备方能从医。

重点字词

反约、狃、善食

为医者，非博极群书不可，第有学无识，遂博而不知反约，则书不为我用，我反为书所缚矣[1]。泥古者愚，其与不学无术者相去几何哉[2]？柯氏[3]有“读书无眼，遂致病人无命”之叹。夫人非书不通，犹人非饭不活也。然食而化，虽少吃亦长精神；食而不化，虽多吃徒增疾病。所以读书要识力，始能有用；吃饭要健运，始能有益。奈毫无识力之人，狃于如菜作齑之语，涉猎一书，即尔悬壶应世，且自夸曰儒理[4]。喻氏所谓业医者愈众[5]，而医学愈荒，医品愈陋。不求道之明，但求道之行，此犹勉强吃饭，纵不停食而即死，亦为善食而形消。

问题磁场

结合专业知识，谈谈文章中阐述的道理。

[1] 反约：返回来归纳要点。反，同“返”，返回。为：被。缚：束缚。

[2] 泥：拘泥。相去：相距，相差。去，距离。几何：多少。

[3] 柯氏：指柯琴，字韵伯，清初医学家，著有《伤寒来

苏集》。

[4] 奈：奈何，无奈。识力：识别事物的能力。狃：拘泥，局限。齑：用醋、酱拌和，切成碎末的菜或肉。悬壶：行医，语出《后汉书·方术列传》。

[5] 喻氏：喻昌（公元1585—1664年），字嘉言，晚号西昌老人，新建（今江西南昌）人，清初著名医学家。著有《尚论篇》《医门法律》《寓意草》等书。业医者：从医者。业，以……为业，从事于。

黄玉楸比诸酷吏蝗螟，良不诬也[6]。更有文理全无，止记几个成方，遂传衣钵，而世其家业，草菅人命，恬不为羞，尤可鄙矣[7]。语云：用药如用兵[8]。善用兵者，岳忠武以八百人破杨幺十万[9]；不善用兵者，赵括以二十万人受坑于长平[10]。噫！是非才、学、识三长兼具之豪杰，断[11]不可以为医也。父兄之为其子弟择术者，尚其察诸[12]。

[6] 黄玉楸（qiū）：黄元御。一名玉路，字坤载，号研墨，别号玉楸子。清代著名医家。比诸：比之于。诸，之于。良：确实。诬：虚假，虚妄。

[7] 止：只，仅。衣钵：佛家以衣钵为师徒传授之法器，引申指师传的思想、学问、技能等。草菅人命：把生命看得像野草一样轻贱。菅，一种野草。草菅，意动用法。恬不为羞：犹“恬不知耻”。

[8] 用药如用兵：语出自南朝褚澄的《褚氏遗书·除疾》,“用药如用兵，用医如用将”。

[9] 岳忠武：指岳飞，字鹏举，相州汤阴（今属河南）人，南宋抗金名将。卒谥武穆、忠武。岳飞破杨幺事，见《宋史·岳飞传》。

[10] 赵括以二十万人受坑于长平：赵括事迹见《史记·廉颇蔺相如列传》。

[11] 断：绝对。

[12] 父兄之为其子弟择术者，尚其察诸:“为其子弟择术之父兄”，定语后置。尚，希望。诸，之。

巩固练习

一、选择题

1. “遂博而不知反约”一句中“反约”的意思是（　　）。

A. 返回来归纳要点　　B. 反过来约

C. 返回　　　　　　　　　　　　D. 约束

2. “毫无识力之人”的意思是（　　）。

A. 没有约束力的人　　　　　　　B. 没有判断力的人

C. 没有力量的人　　　　　　　　D. 没有知识的人

二、翻译题

1. 为医者，非博极群书不可，第有学无识，遂博而不知反约，则书不为我用，我反为书所缚矣。

2. 奈毫无识力之人，狃于如菜作齑之语，涉猎一书，即尔悬壶应世，且自夸曰儒理。

3. 不求道之明，但求道之行，此犹勉强吃饭，纵不停食而即死，亦为善食而形消。

探究活动

结合专业学习和文章思想内容，说一说您认为医务工作者应该具备什么样的才学、品德，请在网络学习平台上交流讨论。

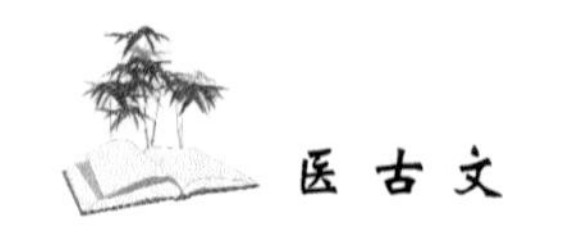

橘旁杂论

学习目标

1. 解释文章重点字词，理解文章主旨。
2. 讨论文章中的观点对现代人从医的启示。

文章导读

本文选自《友渔斋医话·橘旁杂论》，上海中医药大学出版社2011年版。作者黄凯钧，字南熏，号退庵居士，嘉善（今浙江嘉善）人，清代医家。文章对“三折肱，知为良医也”与“医不三世，不服其药”进行了阐述，体现了古代医家治病的郑重态度。

重点字词

三折肱、世业、贯微彻幽

《左传》云:“三折肱，知为良医也[1]。”从未有人注及“三折肱”之意。予谓：古之医者，自备药笼，至病家诊治后，向笼取药，或君臣未配，或轻重失宜，取而复置，置而复取，总以郑重为事，此为“三折肱”也。

[1] 三折肱，知为良医也：出自《左传·定公十三年》。一说是多次折断手臂，就会懂得医治手臂骨折的方法。但本文作者认为“三折肱（gōng）”言其多次失败，“三折肱，知为良医”指经过多次失败，积累了丰富的经验、教训才能成为良医、名医。三，多次。

又《礼记》云:“医不三世，不服其药[2]。”后注者多以世业[3]之谓，非也。医必父而子，子而孙，如是其业则精，始服其药，若传至曾、元[4]，更为名医矣。其间贤者不待言，其不肖者若何[5]？因其世业，而安心服其药，设[6]为所误，生死攸关，虽愚者不为也。况医道可通仙

问题磁场

结合你了解的名医事迹，谈谈你对“三折肱，知为良医”与“医不三世，不服其药”的看法。

道，远数十百年，偶出一豪杰之士，聪明好学，贯微彻幽。然而上世并非医者，舍是人而必求所谓三世者，有是理乎？凡医者必读上古《神农本草》《黄帝素问灵枢经》及仲景《伤寒论》三世之书，方为有本之学，从而服药，庶[7]无误人。三世者，三世之书也。汉儒谓《神农本草》《黄帝素问》《元女脉诀》，为三世之书。聊记以质博学之君子[8]。

[2] 医不三世，不服其药：语出《礼记·曲礼下》。

[3] 世业：世代相传的事业或职业。

[4] 曾、元：曾孙（孙之子）和玄孙（曾孙之子）。元，“玄”的避讳字。为避清代康熙玄烨之名讳而改。下文中《元女脉诀》，本为《玄女脉诀》，亦是避讳而改字。

[5] 不肖：不才。若何：如何。

[6] 设：假如。

[7] 庶：或许，也许。

[8] 聊：姑且。质：询问。

巩固练习

一、选择题

1. “虽愚者不为也”中“虽”的意思是（　　）。

A. 可能　　B. 也许　　C. 即使　　D. 虽然

2. “贯微彻幽”的意思是（　　）。

A. 微小幽静　　B. 贯彻透彻

C. 洞察学问的幽深奥秘　　D. 博通古今

3. “君臣未配”中“君臣”的意思是（　　）。

A. 君主和臣子

B. 多少

C. 方剂一般由君药、臣药、佐药、使药四部分组成，这里指君药和臣药

D. 大小

二、翻译题

1. 三折肱，知为良医也。

2. “医不三世，不服其药。”后注者多以世业之谓，非也。

3. 因其世业，而安心服其药，设为所误，生死攸关，虽愚者不为也。

探究活动

请结合你了解的名医事迹，谈谈你对“三折肱，知为良医”与“医不三世，不服其药”的看法，在网络学习平台上交流讨论。

脉理不可臆断

学习目标

1. 解释文章重点字词，分析文章所表达的医学观点。
2. 结合专业知识，讨论凭脉象决断症状的理论依据。

文章导读

本文选自《对山医话》，人民军医出版社2012年版。作者毛对山，字祥麟，上海人，清末医家。文章通过对作者从医的经历的描述，阐述了在治疗病人的过程中不仅要凭脉辨证，且要根据时间、行为等进行全面诊疗的观点。

重点字词

望洋意沮、凭脉决证、如火薪然

余初读《灵》《素》诸书，觉其经义渊深，脉理错杂，每若望洋意沮[1]，继复并心一志[2]，遍览前贤注释，有所疑，则镇日默坐苦思而力索之，乃渐通五运六气、阴阳应象之理。每调气度脉，浪[3]决人生死，亦时或有验。

[1] 望洋：仰视的样子。比喻力不从心，无可奈何。沮(jǔ)：沮丧。
[2] 并心一志：一心一意。
[3] 浪：轻率。此乃自谦的说法。

问题磁场

结合专业知识，讨论凭脉决断症状的理论依据。

忆昔避兵乡里，对巷有吴某晨起方洒扫，忽仆地不语，移时始醒[4]。延余诊视，仍能起坐接谈，按脉则势急而锐，真有发如夺索者，盖肾气败也，危期当不越宿[5]。遽[6]辞以出，人咸不之信，讵日未昃[7]，而气绝矣。又布商周某，偶感微疾，就余诊视。余曰："今所患勿药可愈，惟按心脉独坚[8]，湿痰阻气，气有余即是火，火郁不散当发痈。"时周脑后生细疮，累累若贯珠[9]。余曰："君以此无所苦，一旦勃发，为害非浅，亟宜慎之。"彼终不为意。及明春，果以脑后毒发而死。据此，则凭脉决证，似乎如响斯应[10]矣。

[4] 仆地：倒地。移时：过了一段时间。
[5] 夺索：争夺之绳索，指引长而坚劲之死肾脉，语出《素问·平人气象论》。危期：死期。
[6] 遽(jù)：遂，就。
[7] 讵(jù)：至，到。昃：太阳偏西。
[8] 心脉：左手寸脉。坚：劲急。
[9] 累累：连接成串。贯珠：连成一串的珠子。
[10] 如响斯应：如回声般应和，这里比喻效验迅速。响，回声。斯，助词。

岂知脉理微茫，又有不可臆断者。余有戚某过余斋，形色困惫，询知患咳经月[11]，行动气喘，故来求治。诊其脉至而不定，如火薪然[12]。窃讶其心精已夺，草枯[13]当死。戚固寒士，余以不便明言，特赠二金[14]，惟令安养，时已秋半。及霜寒木落[15]，往探之，而病已痊。细思其故，得毋来诊时日已西沉，行急而咳亦甚，因之气塞脉乱，乃有此象欤[16]？然惟[17]于此而愈不敢自信矣。

[11] 过余斋：来到我家。经月：一个月。

[12] 如火薪（xīn）然：如同刚燃烧的火摇晃不定，语出《素问·大奇论》“脉见如火薪然，是心精之予夺也，草干而死”句。王冰注：“薪然之火，瞥瞥不定期形，而便绝也。”薪，通“新”，新近。然，同“燃”，燃烧。

[13] 草枯：像草干枯一样。

[14] 二金：二两白银。

[15] 木落：指叶落。

[16] 得毋……欤：莫不是……吧，也作“得毋……乎”“得无……欤”。

[17] 惟：思。

巩固练习

一、选择题

1. “望洋意沮”中“沮”的意思是（　　）。

A. 痛苦　　B. 痛快　　C. 沮丧　　D. 高兴

2. “如火薪然”中“然”的意思是（　　）。

A. 同“燃”，燃烧　　B. ……的样子

C. 然后　　D. 然而

二、翻译题

1. 诊其脉至而不定，如火薪然。窃讶其心精已夺，草枯当死。

2. 据此，则凭脉决证，似乎如响斯应矣。

3. 细思其故，得毋来诊时日已西沉，行急而咳亦甚，因之气塞脉乱，乃有此象欤？

探究活动

古代有哪些关于脉诊的趣味故事？请搜集资料，探讨脉诊在中医药文化传承中的意义，并以小组为单位，排演一出微型话剧。

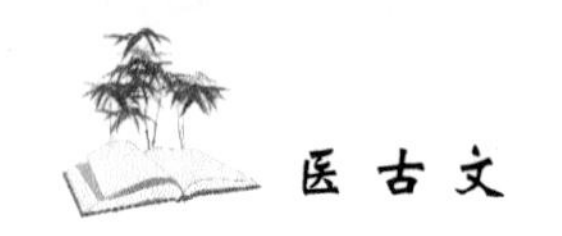

基础知识

语　法

语法学是研究语言行文规则和结构规律的科学。古代汉语语法是指古汉语用词和造句的基本法则，也称“文法”，包括词法和句法两部分。语法在语言的几个要素当中，最为稳定，但随着时间的变化，古今语法也存在较大差异。所以，了解汉语语法的演变规律和古代汉语语法知识，对我们学习医古文具有重要的意义。

一、词法

词法是词的分类和使用规律，包括词的构造、变化等。按照词的功能，词类通常分为实词和虚词两大类。实词包括名词、动词、形容词、数词、量词、代词，虚词包括副词、介词、连词、助词、叹词。在这里，与现代汉语相同的词法知识不做专门介绍，这里主要讲古代汉语中词类活用及一些特殊用法。

（一）实词的活用

凡是具有实在词汇意义的，又能在句中单独充当某种成分的词类被称为实词。实词在句中职能有一定的分工，名词可以在句中作主语、宾语、定语，动词常作谓语，形容词常作定语、谓语、状语。

实词活用常见的有名词活用为动词或量词，动词活用为名词，形容词活用为名词或动词，数量词活用为动词，等等。

1. 名词的活用。

（1）名词活用为动词。

① 因为副词一般不修饰名词，当名词前出现副词，尤其是否定副词的时候，那么这个名词活用为动词。举例如下。

冬伤于寒，春必病温，四时之气，更伤五脏。（《素问・生气通天论》）

病：活用为动词，“患”的意思。

如其言，勿药而愈。（《徐灵胎先生传》）

药：受否定副词“勿”修饰，活用为动词，“用药”的意思。

② 能愿动词一般不可以与名词组合，当与名词组合，构成能愿词组，这个名词则活用为动词。举例如下。

六日丙午，晋侯欲麦。(《秦医缓和》)

麦：与能愿动词“欲”结合，意为“吃麦食”。

目昏不能视，足弱不能履。(《古今医案按》)

履：与能愿动词“能”结合，活用为动词，“走”的意思。

③ 名词前面有特殊代词“所”字，组成“所字词组”时，名词活用为动词。举例如下。

人之所病，病疾多。(《史记·扁鹊仓公列传》)

病：与“所”结合，活用为动词，“担忧”的意思。

邪从口鼻而入，则其所客，内不在脏腑，外不在经络。(《温疫论》)

客：与特殊指示代词“所”结合，活动为动词，“停留”的意思。

④ 名词前面有“而”字，这个名词一般活用为动词。举例如下。

其有邪者，渍形以为汗，其在皮者，汗而发之。(《素问·阴阳应象大论》)

汗：名词，在“而”前作“发汗”讲，活用为动词。

余愿闻而藏之，则而行之。(《灵枢·师传》)

则：法则，在“而”前活用为动词，“效法”的意思。

⑤ 名词后面有代词作宾语，该名词活用为动词。举例如下。

知我罪我，一任当世。(《温病条辨叙》)

罪：名词后有代词“我”作宾语，活用为动词，“责备”的意思。

广陵太守陈登得病，胸中烦懑，面赤不食，佗脉之。(《华佗传》)

脉：名词，后面有宾语“之”，活用为动词，“诊脉”的意思。

⑥ 名词后面有介宾结构，与前面构成动补关系，这个名词活用为动词。举例如下。

夫邪之客于形，必先舍于皮毛。(《素问·缪刺论》)

客：名词，后有“于形”作补充，活用为动词，“侵袭”的意思。

证，形于外者也。(《医源·问证求病论》)

形：名词后有“于外”作补充说明，活用为动词，作“表现”讲。

⑦ 两个名词连用，且不构成名词性词组的任何一种关系，但可以表达完整意思。其中的一个名词活用为动词。举例如下。

菊春生夏茂，秋花冬实。(《本草纲目·菊》)

花、实:“秋花”“冬实”构成主谓关系，“花”“实”活用为动词，当“开花”“结果”讲。

予观越人艺茶畦稻，一沟一陇之异，远不能数步，则色味顿殊。(《良方自序》)

艺、畦：后面分别与“茶”“稻”构成动宾词组，活用为动词，作“植”“种”讲。

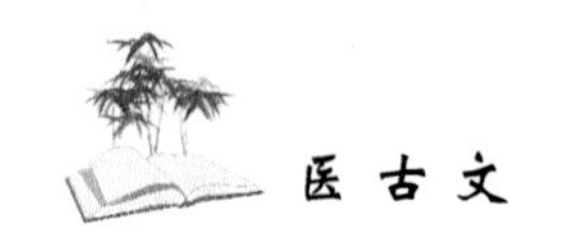

（2）名词活用为量词。

当句中名词出现在数词和另一个名词之间，构成数量短语，名词则活用为量词。举例如下。

一箪食，一豆羹，得之则生，弗得则死，呼尔而与之，行道之人弗受。（《孟子》）

箪、豆：名词，意思是“筐”和“盆”，这里活用为量词，也保留了原来事物的含义。

2. 动词活用为名词。

动词在句中一般不能作主语、宾语、定语，但在一定的语言环境中，动词有可能不再发挥原来动词的语法功能，而是以动作代表人，以性质、特点代表物，而且处于主语、宾语、定语的位置，就活用为名词。举例如下。

治寒宜散，必汗出而解。（《东垣十书》）

散：动词，发散的意思。在这里活用为名词，意思是“发散的方法”。

譬如拯溺救焚，岂待整冠束发？（《温病条辨叙》）

溺、焚：动词活用为名词，当“溺水之人”“被火烧之物”讲，在句中作宾语。

3. 形容词的活用。

（1）形容词活用为名词。

形容词在句中一般不作主语和宾语，但在特定的语言环境中，明显表示人或事物的意义且处于主语或宾语位置上时，活用为名词。举例如下。

夫肝之病，补用酸，助用焦苦，益用甘味之药调之。（《伤寒论》）

酸、焦苦：形容词作名词，是“用”的宾语，作“酸味的药物”“焦苦味的药物”讲。

膏粱之变，足生大丁，受如持虚。（《素问·生气通天论》）

虚：形容词活用为名词，“空的器皿”的意思，作宾语。

（2）形容词活用为动词。

形容词在句子中作谓语时，一般不带宾语，但在特定的语言环境中，若失去了形容词的特点，而具有表示动作行为的意思，且带上宾语时，就可活用为动词。举例如下。

人每贱薄之。（《串雅·序》）

贱薄：“鄙视”的意思，活用为动词。

辨专车之骨，必俟鲁儒；博支机之石，必访卖卜。（《本草纲目·序》）

博：形容词后带宾语，充当及物动词，“通晓”之义。

4. 数量词活用为动词。

古汉语中，数量词一般不能带宾语，但在特定的语言环境中，若数量词在句中不能表示数量而是具有动作行为的意义，且在句中充当谓语，则可活用为动词。举例如下。

两之以九窍之变，三之以九藏之动。（《周礼·医师章》）

两、三：数词活用为动词，是“反复诊断”“多次诊查”的意思。

一于医致力焉。（《丹溪翁传》）

一：数词活用作动词，当“集中”讲，“于医”是其补语。

（二）实词的特殊用法

实词还存在谓语跟它的宾语之间有几种特殊关系的用法，如使动、意动和为动用法。

1. 使动用法。

凡是动词或活用作动词的形容词及名词在充当谓语时，它的意义含有“使宾语怎么样”或“使宾语成为什么”，这种用法被称为“使动用法”。

（1）动词的使动用法。

古汉语中，不及物动词若带宾语，一般都具有使动用法，而及物动词带宾语的使动用法比较少。举例如下。

佗临死，出一卷书与狱吏，曰：“此书能活人。”（《华佗传》）

活：使动用法，“活人”即“使人活”的意思。

扁鹊曰：“越人非能生死人也。此自当生者，越人能使之起耳。”（《史记·扁鹊仓公列传》）

生：“死人”是其宾语，“生死人”即“使死人生”。

（2）形容词的使动用法。

形容词的使动用法，就是主语使宾语所代表的人或事物具有这个形容词所表示的性质或状态。举例如下。

固守元气，所以老其师。（《医学源流论·用药如用兵论》）

老：“其师”是宾语，“老其师”是“使其师老”，使动用法，意思是“使病势衰减”。

崇饰其末，忽弃其本，华其外而悴其内。（《伤寒论·序》）

悴：“悴其内”即“使身体憔悴”。

（3）名词的使动用法。

名词的使动用法，就是主语使宾语所代表的人或事成为这个名词所表示的意义。举例如下。

无外其志，使肺气清。（《素问·四气调神大论》）

外：“无外其志”意思是“不要使自己的意志外露”，方位名词“外”作使动用法。

凡治病，察其形色气泽，脉之盛衰，病之新故，乃治之无后其时。（《素问·玉机真藏论》）

后：方位名词“后”作使动用法，“乃治之无后其时”意思是“不要使治疗的时机错过”。

2. 意动用法。

凡是活用作动词的名词和形容词在充当谓语时，它的意义不是主语发生的，而是主语含有“认为宾语怎么样”或“以为宾语是什么”的意思。这种用法被称为意动用法。举例如下。

（1）形容词的意动用法。

舍客长桑君过，扁鹊独奇之。（《史记・扁鹊仓公列传》）

奇：意动用法，“之”是宾语，“奇之”即“以之为奇”，“认为他不平凡”的意思。

太祖苦头风。（《华佗传》）

苦:“苦头风”即“以头风为苦”，意动用法。

（2）名词的意动用法。

扁鹊过齐，齐桓侯客之。（《扁鹊传》）

客:“客之”即“以之为客”，“把他当作宾客对待”的意思。

轩辕师岐伯，遵伯高，剖经络之标本，爰有《神农本草》三卷。（《李时珍传》）

师：名词“师”，意动用法，“以岐伯为师”。

二、句法

句法包括词组和句子组成及句法成分和分类等内容。句子是由词和词组组成的，具有一定的语调，且能独立表达一个完整意思的语言单位。古代汉语的句子和现代汉语的句子差不多，也有主语、谓语、宾语、定语、状语、补语六种。我们这里主要对古代汉语句子特殊的语序进行介绍。

古代汉语的语序和现代汉语的语序有很多相同的地方，句子六种成分的位置也基本是相同的，可以表示为：

〔状语〕（定语）主语‖〔状语〕谓语〈补语〉（定语）宾语。

但是在古代汉语中也有和现代汉语不同的地方，主要表现为宾语前置、谓语前置、定语后置等。

（一）宾语前置

古代汉语中宾语在一定的条件下可放在谓语之前，主要情况有以下几种。

1. 疑问代词作宾语。

古代汉语中常用的疑问代词有“谁、孰、何、曷、胡、恶、奚、安、焉”等，可用于问人、问事、问地点。先秦汉语中，疑问代词作宾语时必须放在谓语动词之前。举例如下。

皮之不存，毛将安附焉？（《伤寒论・序》）

阳实而又补，表里俱热，不死何待？（《卫生宝鉴》）

苟或血病写气，气病写血，是谓诛伐无过，咎将谁归?（《古今医统大全·或问》）

何以言太子可生也?（《扁鹊传》）

2. 否定句中代词作宾语。

这种句式需要具备两个条件：一是句子必须是否定句，必须有表示否定的副词或代词“不、未、无、毋、莫”等。二是宾语必须是代词。举例如下。

下此以往，未之闻也。（《伤寒论序》）

其脾胃一科，终莫之续。（《冷庐医话》）

是故孙真人云:“甘草解百药毒，如汤沃雪，不我欺也。”（《本草疏证》）

危机当不越宿，遽辞以出，人咸不之信。（《对山医话·脉理不可臆断》）

3. 宾语用代词复指。

古代汉语中为了强调宾语，将宾语前置以后，还可以借助指示代词“是、之”复指前置的宾语。句子格式为：宾语+是（之）+谓语动词。有时还在宾语前加一个“唯（惟）”。举例如下。

南极之地，襟带是重。（《千金要方·论风毒脚气》）

但竞逐荣势，企踵权豪，孜孜汲汲，惟名利是务。（《伤寒论·序》）

夫惟病机之察，虽曰既审，而治病之施，亦不可不详。（《丹溪心法》）

是谓笃患，故治身治国者，唯是之畏。（《古书医言》）

4. 强调介词的宾语。

古代汉语中在强调介词的宾语时，也常把宾语放在介词的前面，尤其是介词“以”的宾语。举例如下。

或夹衣以御冬，或裘褐以处暑。（《原医》）

无积者求其藏，虚则补之，药以去之，食以随之。（《素问·五常政大论》）

必能知己知彼，多方以制之，而后无丧身殒命之忧。（《医学源流论·用药如用兵论》）

（二）谓语前置

主语在前，谓语在后是现代汉语的常规句式，但在古代汉语中有谓语前置的现象，主要表示感叹语气。举例如下。

允乎哉道，明乎哉论，请著之玉版。（《灵枢·五乱》）

刘子慨然曰:“善哉医乎！用毒以攻疹，用和以攻神。”（《鉴药》）

呜呼远哉！天之道也。（《素问·六微旨大论》）

（三）定语后置

定语是用来修饰和限制名词或名词性词组的，在古代汉语中，有时为了强调定语而把定语放到主语或宾语之后，这种现象称为“定语后置”。构成的格式是：中心词+（之）+定语+者。举例如下。

妇人手少阴脉动甚者，妊子也。(《素问·平人气象论》)

又有医人工于草书者，医案人或不识，所系尚无轻重。(《吴医汇讲·书方宜人共识说》)

予治方最久，有方之良者，辄为疏之。(《良方·自序》)

以本草考之，吐药之苦寒者，有豆豉、瓜蒂、茶末、栀子、黄连、苦参、大黄、黄芩。(《儒门事亲》)

研究性学习活动

只言片语见奇方

学习目的

1. 掌握本单元案例，并能够理解其学术内涵。

2. 以文本为中心，探索医古文所反映出来的古代医术，并结合现实加以评论。

3. 能够将专业知识和本单元学习内容相结合，提高跨学科研究性学习能力。

学习指导

1. 确定选题。

本单元的几篇文章都是医话，反映了中国古代不同时期的医药学水平。立足文本，进行学科渗透，是本单元研究性学习的重点。首先应该确立文本学习中应该探讨的内容或对象。这些具体内容或对象可以是知识的、思维的、情感的。我们可以从这些内容出发，结合医学、药学、心理学等其他学科知识，提出有价值的问题进行研究。

2. 搜集资料。

搜集整理资料是研究性学习的基础环节。在研究性学习中，往往有了好的选题、周密的研究计划、较高的热情，但其研究工作仍难以进行下去。因为跨学科的资料浩如烟海，往往令人无所适从。因而资料的搜集不一定局限于文献资料，我们也可以就某个专业问题向业内专家进行专访或调查，从而整理出调研报告，作为研究的有力佐证。

3. 探讨研究。

这是研究性学习的核心环节。探讨研究由于涉及跨学科学习，建议大家要在教师的指导下对文本中提出的问题进行全面而深入的探讨，以求最终能够较完满地解决问题。在合作探究中，大家也要充分自信，敢于畅所欲言，表达自己的真实观点，而不是迷信权威，惧怕既成结论。在这个环节，分析问题的思路越开阔，争论越激烈，说明合作探究得越成功。

4. 成果交流。

经过一番分析推理，纷争的观点会逐渐趋于统一，也就是说，问题的面貌得以澄清，实质得以辨明，而结论也得以得出。最后，将这个去伪存真、去粗取精的结果得出的过程以一定的形式汇报展示。

学习评价

活动结束之后的反思也是一种综合评价：既是他人的，又是自我的；既是总结性的，又是发展性的；既是鼓励的，又是批评的。

参考选题

1. 《神医喜来乐》等电视剧中的民间偏方研究。
2. 电视剧《大长今》中的中医饮食疗法研究。
3. 《红楼梦》中的养生故事。
4. 《阅微草堂笔记》中的医术故事。
5. 医术成语故事研究。
6. 古代医案中的故事研究。

第四单元

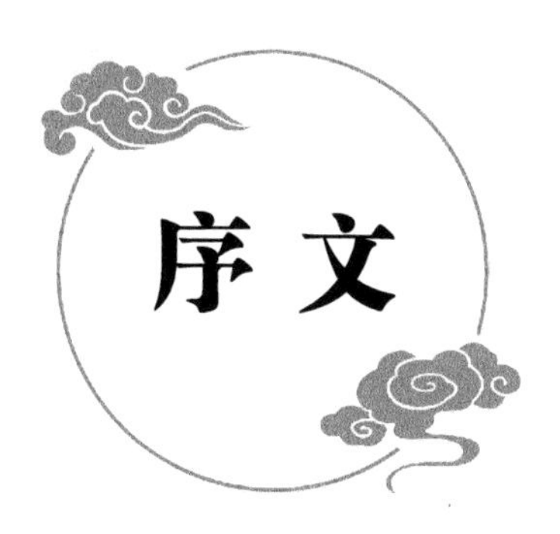

序文

序言是古代医学典籍研究的重要内容。它们大体反映了历代医学传承中，中医学者对不同性质的医学古籍研究的一些思考。

本单元选文是古代医学研究者在《黄帝内经》《外台秘要》《本草纲目》《温病条辨》等医籍刻印时所作的序言，从不同角度反映了古代中医药文化，对这些经典医籍的意旨或作者所做的贡献做了阐述。

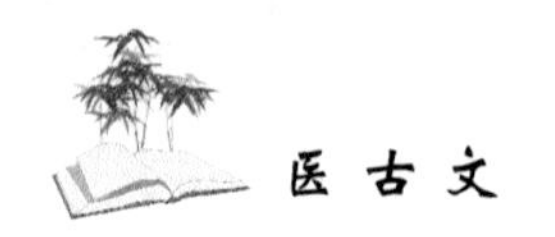

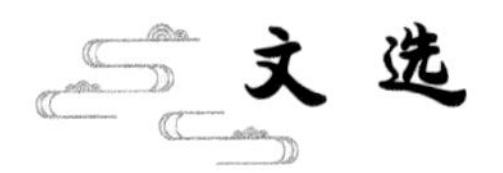

文选

《伤寒论》序

学习目标

1. 解释文中的重点词语，理解特殊句式用法，复述文章内容。
2. 查找资料，探究文章写作的时代背景、成书原因、过程。
3. 分析作者对当时社会不正之风的批判内容，思考其现实意义。

文章导读

本文选自《伤寒论》，人民卫生出版社2011年版。张仲景，名机，字仲景，大约出生于公元145年，大约卒于公元210年，是东汉末年著名的医学家，后人尊称他为“医圣”。

张仲景博采众家所长，写出了医学巨著《伤寒杂病论》。该书所确立的“辨证论治”准则是中医临床治疗的基本原则，也是整个中医学的灵魂。这篇文章是张仲景为该书写的序，是全书的纲领和宗旨。

文章感情真挚，语言生动，文道并重，是一篇集医道、医术、医德为一体的教育名篇，对提高当今医生的从业操守有着重要的现实意义。

重点字词

秀、企踵权豪、卒然、婴、赍、冰谷、稔、平脉辨证、庶、经络府俞、玄冥幽微、明堂、阙、庭

论曰：余每览越人入虢之诊[1]，望齐侯之色[2]，未尝不慨然[3]叹其才秀也。怪当今居世之士[4]，曾不留神医药，精究方术[5]，上以疗君亲之疾[6]，下以救贫贱之厄，中以保身长全，以养其生。但竞逐荣势[7]，企踵权豪[8]，孜孜汲汲[9]，惟名利是务[10]，崇饰其末[11]，忽弃其

问题磁场

如何理解张仲景所批评的当时士大夫轻视医药、追求名利的错误倾向？

本[12]，华其外而悴其内[13]。皮之不存，毛将安附焉？卒然遭邪风之气，婴[14]非常之疾，患及祸至，而方震栗[15]；降志屈节[16]，钦望巫祝[17]，告穷归天，束手受败。赍[18]百年之寿命，持至贵之重器[19]，委付凡医，恣[20]其所措。咄嗟呜呼[21]！厥身已毙，神明消灭，变为异物，幽潜重泉[22]，徒为啼泣。痛夫！举世昏迷，莫能觉悟，不惜其命。若是轻生，彼何荣势之云哉？而进不能爱人知人，退不能爱身知己，遇灾值祸，身居厄地，蒙蒙昧昧，蠢若游魂[23]。哀乎！趋世之士，驰竞[24]浮华，不固根本，忘躯徇[25]物，危若冰谷[26]，至于是也！

[1] 越人入虢（guó）之诊：指扁鹊为虢太子治病事。详见《扁鹊传》。

[2] 望齐侯之色：指扁鹊通过望色断定齐桓侯生病事。详见《扁鹊传》。

[3] 慨然：感慨的样子。

[4] 怪当今居世之士：泛指当时的地主阶级知识分子。

[5] 方术：一般指医药、卜筮、占验等技艺。这里指医术。

[6] 上以疗君亲之疾：对上用医药来治疗君亲的疾患。把医术作为忠君、孝亲的手段。

[7] 竞逐荣势：争着去追求荣华权势。

[8] 企踵（zhǒng）权豪：依附有权势的人。企踵，踮起脚跟盼望。

[9] 孜（zī）孜汲（jí）汲：迫不及待的样子。

[10] 惟名利是务：惟务名利，只追求名利。

[11] 崇：尊崇，重视。饰：修饰，讲究。末：枝节，这里指名利荣势。

[12] 忽：轻视。弃：弃置。本：根本，这里指身体及保身养生之道。

[13] 华其外：使自己的外表有光采。华，使……有光采，使动用法。外，外表，这里指名利地位。悴（cuì）其内：使自己的身体憔悴。悴，使……憔悴，使动用法。内，指身体。

[14] 婴：遭受。

[15] 震栗（lì）：惊得发抖。

[16] 降志屈节：降低身份、卑躬屈膝。

[17] 钦望：敬仰地盼望。巫祝：旧社会搞迷信的人。

[18] 赍（jī）：持，拿。

[19] 重器：这里比喻身体。

[20] 恣（zì）：任凭。

[21] 咄（duō）嗟（jiē）呜呼：咄嗟、呜呼都是感叹词，这里连用，以加强语气。

[22] 幽潜重泉：深埋在九泉之下。

[23] 游魂：这里贬称没有头脑、不知医事、如同废物一样的人。

[24] 驰竞：极力追逐。

[25] 徇（xùn）：通"殉"，以身从物。

[26] 冰谷：比喻危险的境地，即"如临深渊，如履薄冰"的意思。

余宗族素[27]多，向余二百[28]。建安纪年[29]以来，犹未十稔[30]，其死亡者，三分有二，伤寒十居其七。感往昔之沦丧，伤横夭[31]之莫救，乃勤求古训，博采众方，撰用《素问》《九卷》《八十一难》《阴阳大论》《胎胪药录》[32]，并平脉[33]辨证，为《伤寒杂病论》合十六卷，虽未能尽愈诸病，庶可以见病知源，若能寻余所集，思过半矣。

问题磁场

结合时代背景，说说《伤寒论》成书的过程和原因。

[27] 素：本来，一向。

[28] 向余二百：原来有二百多口人。向，从前、原有。

[29] 建安纪年：建安元年，即公元196年。

[30] 稔（rěn）：年。本义为庄稼成熟，古代谷一年一熟，故亦谓"年"为"稔"。

[31] 横夭：夭折。

[32] 九卷：《灵枢》。八十一难：《难经》。《阴阳大论》：古医书名，一说是《素问》中专讲运气的几篇。《胎胪药录》：疑为古代关于妇科、儿科方面的书。

[33] 平脉：诊脉。平，通"辨"。

夫天布五行，以运[34]万类；人禀五常[35]，以有五藏。经络府俞[36]，阴阳会通；玄冥幽微[37]，变化难极[38]。自非才高识妙，岂能探其理致哉？上古有神农、黄帝、岐伯、伯高、雷公、少俞、少师、仲文[39]，中世[40]有长桑、扁鹊，汉有公乘阳庆及仓公，下此以往，未之闻[41]也。观今之医，不念思求经旨，以演[42]其所知，各承家技，始终顺旧[43]。省疾问病，务在口给[44]，相对斯须[45]，便处汤药，按寸不及尺[46]，握手不及足，人迎、趺阳[47]，三部[48]不参；动数发息，不满五十[49]，短期未知决诊[50]，九候曾无仿佛[51]，明堂阙庭[52]，尽不见察，所谓

问题磁场

如何理解张仲景对当时医学不求精神的现象所作的批判？

窥管[53]而已。夫欲视死别生，实为难矣！

［34］运：运化。

［35］禀：承受。五常：指五行所代表的五类事物的正常运化。

［36］俞（shù）：通“腧”，腧穴。

［37］玄冥幽微：言人体生理、病理的变化微妙幽深。

［38］难极：难以穷尽。极，尽。

［39］岐伯、伯高、雷公、少俞、少师、仲文：相传都是黄帝的臣子，擅长医术。

［40］中世：指汉代以前的春秋、战国及秦代。

［41］未之闻：未闻之。之，代词，在否定句中作宾语，放在动词前。

［42］演：长远。这里引申为扩大、加深。

［43］各承家技，始终顺旧：各自继承一套家传技艺，一直沿用旧规。

［44］口给：口头应付。

［45］斯须：须臾，一会儿。

［46］按寸不及尺：只按寸脉，不按尺脉。指诊脉不周到，不全面。下文的“握手不及足”，义同此。

［47］人迎：指颈总动脉，位在结喉两侧，主要用来察六腑病变，一说候上下气血。趺（fū）阳：指足背前胫动脉，察胃经气血。

［48］三部：指上文提及的寸口、人迎和趺阳。

［49］动数发息，不满五十：医生按照自己的呼吸，诊察病人脉搏的跳动次数不满五十下。指不认真诊脉。

［50］短期未知决诊：接近死期的病情变化都不能诊断出来。

［51］九候：指诊脉的部位。据《素问》说：上部头上两额、两颊和耳前，中部手寸口、神门和合谷，下部内踝后、箕门穴处或足背、大趾与次趾之间九处的动脉，合称九候。一说为寸、关、尺，以浮、中、沉取，合为九候。曾无仿佛：竟然没有一点模糊的印象。

［52］明堂：鼻子。阙：两眉之间。庭：前额。

［53］窥管：以管窥天，比喻不能全面掌握病情。

孔子云：生而知之者上，学则亚之。多闻博识[54]，知之次也。余宿尚[55]方术，请事斯语[56]。

问题磁场

如何理解孔子这段话？

［54］识：记。

［55］宿：素来。尚：崇尚，爱好。

［56］请事斯语：愿奉行这句话。

巩固练习

一、选择题

1. “怪当今居世之士，曾不留神医药，精究方术”中“曾”的意思的是（　　）。

A. 曾经　　B. 简直　　C. 竟然　　D. 终究

2. “皮之不存，毛将安附焉”一句的正确理解为（　　）。

A. 本句没有宾语前置现象　　B. “之”有取消句子独立性的作用

C. “焉”是宾语　　D. “安”是宾语

3. “卒然遭邪风之气，婴非常之疾”的“卒”与“卒然”分别为（　　）。

A. “卒然”是“终于”之义　　B. “卒然”是“突然”之义

C. “卒然”是“死亡”之义　　D. “卒”与“猝”是古今字关系

4. “告穷归天，束手受败”中“归天”的意思是（　　）。

A. 死亡　　B. 归依天命　　C. 归罪上天　　D. 祭告上天

5. 下列各句中画线部分属于宾语前置的是（　　）。

A. 下此以往，未之闻也

B. 伤横夭之莫救

C. 皮之不存，毛将安附焉

D. 彼何荣势之云哉

二、填空题

1. “孔子云：生而知之者上，学则亚之。多闻博识，知之次也。余宿尚方术，请事斯语”中“斯语”指____________。

2. 张仲景批评世人“崇饰其末，忽弃其本，华其外而悴其内。皮之不存，毛将安附焉”中“末”“外”“毛”喻指________________，“本”“内”“皮”喻指________________。

3. “蒙蒙昧昧，蠢若游魂”中的“游魂”，字面义是________________，比喻________________。

4. 文章批评当时的医生“按寸不及尺，握手不及足，人迎、趺阳，三部不参”，由此可见，张仲景在脉诊上主张____________，反对____________的学术观点。

5. 促使张仲景著《伤寒杂病论》的直接原因是____________，其撰写的方法是____________。

三、翻译题

1. 但竞逐荣势，企踵权豪，孜孜汲汲，惟名利是务，崇饰其末，忽弃其本，华其外而悴其内。

2. 卒然遭邪风之气，婴非常之疾，患及祸至，而方震栗；降志屈节，钦望巫祝，告穷归天，束手受败。

3. 夫天布五行，以运万类；人禀五常，以有五藏。经络府俞，阴阳会通；玄冥幽微，变化难极。自非才高识妙，岂能探其理致哉？

4. 观今之医，不念思求经旨，以演其所知，各承家技，终始顺旧。省病问疾，务在口给，相对斯须，便处汤药。

5. 孔子云：生而知之者上，学则亚之。多闻博识，知之次也。余宿尚方术，请事斯语。

四、问答题

1. 文章揭露批评了“居世之士”对待医术和名利有怎样不良的社会现状？

2. 查找相关资料，说一说文章写作的背景是什么。

3. 文末引用孔子的话，体现了张仲景什么样的品格和操守？

资料链接

同郡张仲景，总角造（何）颙。谓曰:“君用思精而韵不高，后将为良医。”卒如其言。颙先识独觉，言无虚发。王仲宣年十七，尝遇仲景。仲景曰:“君有病，宜服五石汤，不治且成，后年三十当眉落。”仲宣以其贯长也远，不治也。后至三十，病果成，竟眉落。其精如此。仲景方术，今传于世。

（《太平御览》）

说疫气

曹　植

建安二十二年，疠气流行，家家有僵尸之痛，室室有号泣之哀。或阖门而殪，或覆族而丧。或以为疫者，鬼神所作。人罹此者，悉被褐茹藿之子，荆室蓬户之人耳！若夫殿处鼎食之家，重貂累蓐之门，若是者鲜焉。此乃阴阳失位，寒暑错时，是故生疫。而愚民悬符厌之，亦可笑也。

（《太平御览》）

探究活动

东汉末年，张仲景有感于瘟疫横行的惨状，救治病患并撰写了《伤寒论》，可以说，张仲景是古代的抗疫大医。请同学们结合张仲景的事迹，写一篇《伤寒杂病论》读后心得体会。

《外台秘要》序

学习目标

1. 分析全文的思路、观点、意图和思想内容。
2. 领会文章多用比喻、借代的手法。
3. 探究作者编书的过程、治学态度以及对医学的贡献。

文章导读

本文选自《外台秘要》，人民卫生出版社1958年版。王焘，唐代著名医家，出生于公元670年，卒于公元755年。王焘幼年体弱多病，对中医药很熟悉，所以对医药之学产生了浓厚兴趣。后来，其母身染疾病，为了治好他母亲的疾病，王焘常与一些名医接触，终于精通医学，写成《外台秘要》。《外台秘要》这本著作博采众家所长，引用以前各类医家医籍达60多部，编为1 104门、载方6 000多个，可谓“上自神农，下及唐世，无不采摭”，是古代中医史上重要的著作之一。本文是作者的自序。

重点字词

昏札、厥、载祀、尸、亨衢、婴、庶几、钤、瘳、金滕、经渠、复溜

昔者农皇之治天下也，尝百药，立九候，以正阴阳之变沴，以救性命之昏札，俾厥土宇用能康宁，广矣哉[1]。洎周之王，亦有冢卿，格于医道[2]，掌其政令，聚毒药以供其事焉，岁终稽考而制其食，十全为上，失四下之[3]。我国家率由兹典，动取厥中，置医学，颁良方，亦所以极元气之和也[4]。夫圣人之德，又何以加[5]于此乎？故三代

问题磁场

结合文章，简要说明古代医家对医学的创立与发展做出的杰出贡献，以及古代医籍深奥难懂、残缺不全给后来学者带来的不便。

常道[6]，百王不易，又所从来者远矣。自雷、岐、仓、缓之作，彭、扁、华、张之起[7]，迨兹厥后，仁贤间出，岁且数千，方逾万卷，专车之不受[8]，广厦之不容，然而载祀绵远，简编亏替，所详者虽广，所略者或深[9]，讨简则功倍力烦，取舍则论甘忌苦[10]，永言笔削，未暇尸之[11]。

[1] 农皇：指神农氏。九候：指三部九候。正：考证。沴（lì）：变乱，阴阳之气不协调。昏札（zhá）：夭折。昏，出生后未起名而死。札，遭疫病而死。俾（bǐ）：使。厥（jué）：其。土宇：领土，此处指领土上的人民。用：因此。

[2] 洎（jì）：等到。王：成就王业。冢（zhǒng）卿：上卿，为六卿之首。格：探究。

[3] 毒药：泛指药物。稽（jī）：考核。食：俸禄。十全：十个病人就诊都能治愈。全，病愈。失：失误，指误治。此五句出自《周礼·天官·冢宰》。

[4] 率由：遵循。典：法则。动取厥（jué）中：常常从中取法。动，动辄、经常。厥中，其中。极元气之和也：使人的元气和谐，达到最佳境界。极，使动用法。

[5] 加：超过。

[6] 三代：指夏、商、周。道：法则。

[7] 雷、岐、仓、缓：雷公、岐伯、仓公、医缓。作：兴起。彭、扁、华、张：巫彭、扁鹊、华佗、张仲景。

[8] 迨（dài）兹厥后：从此以后。间出：间断出现。且：将近。方：指方书。受：容纳。

[9] 载祀（sì）：年代，同义复用。载、祀，年。绵远：久远。亏替：残缺不全。替，废弃。

[10] 讨简：探求简册。功倍力烦：指花费的功夫成倍，劳力烦重。论甘忌苦：顾忌其中的艰苦。

[11] 永言：总是说。笔削：古代书写竹简、木简时，遇有讹误，则以刀削法，然后用笔改正之，后世因称修改文字为笔削。这里指整理修订古医籍。尸之：主持此事。尸，主持。

余幼多疾病，长好医术，遭逢有道，遂蹑亨衢[12]，七登南宫，两拜东掖[13]，便繁台阁二十余载，久知弘文馆图籍方书等[14]，繇是睹奥升堂，皆探其秘要[15]。以婚姻之故，贬守房陵，量移大宁郡[16]，提携江上，冒犯蒸暑，自南徂北，既僻且陋，染瘴婴痾，十有六七[17]，死生契阔，不可问天，赖有经方，仅得存者[18]，神功妙用，固难称述，遂发愤刊削，庶几一隅[19]。凡古方纂得五六十家，新撰者向数千百卷，皆研其总领，核其指归[20]，

问题磁场

根据文章内容，用自己的话简述作者的经历，说明其编撰《外台秘要》的原因、经过及其内容。

问题磁场

“精究病源，深探方论”的作用是什么？编写本书的取舍原则和目的是什么？

近代释僧深、崔尚书、孙处士、张文仲、孟同州、许仁则、吴升等十数家，皆有编录，并行于代[21]，美则美矣[22]，而未尽善。何者？各擅风流[23]，递相矛盾，或篇目重杂，或商较繁芜[24]。今并味精英，钤其要妙，俾夜作昼，经之营之[25]，捐众贤之砂砾，掇群才之翠羽，皆出入再三，伏念旬岁[26]，上自炎昊，迄于圣唐，括囊遗阙，稽考隐秘[27]，不愧尽心焉。

［12］有道：指政治清明。蹑：登。亨衢：四通八达的大道，这里比喻官运亨通。

［13］七登南宫：七次在尚书省供职。南宫本为南方别宿，汉代用以比拟尚书省，后沿用之。两拜东掖：两次在门下省任职。唐时门下、中书两省在宫中左右掖（即东西两旁），故称门下省为东掖。拜，授官。掖，两旁。

［14］便繁：多次，此指多次供职，用作动词。台阁：通常指尚书省。此当指尚书、门下两省。知：主持，执掌。弘文馆：唐代门下省所属职官，又称昭文馆。设置学士，掌管校正图书、教授生徒、参议朝廷制度礼仪的沿革等。

［15］繇（yóu）：通“由”。睹奥升堂：升堂睹奥，入门先升堂，升堂而后入室，室的西南角为奥。这里比喻深入稽考医书的奥理。秘要：奥旨精义。

［16］贬守房陵：被贬任房陵太守。守，太守，也称刺史，此用作动词。房陵，郡名，今属湖北。量移：唐宋时被贬远方的官吏，遇赦酌情移近安置，称为量移。大宁郡：郡名，今属山西。

［17］徂（cú）：到。染瘴婴疴：感染瘴气而患病。婴，遭受。

［18］契（qì）阔：聚散，离合。问：责问。

［19］刊削：修订整理。刊，削除，删削。庶几：或许。一隅：即举一反三。比喻能由此而识彼。语出《论语·述而》。隅，方面，角落。

［20］向：接近。总领：主旨。指归：意旨。

［21］释僧深：深师。南朝宋齐人，善医，著有《僧深药方》，已佚。崔尚书：指崔知悌。唐高宗时任中书侍郎、户部尚书，著有《产图》《纂要方》《骨蒸病灸方》等，均佚。孙处士：指孙思邈，因其多次不受隋唐王朝的任命，故称孙处士。张文仲：武后时御医，著有《随身备急方》等。孟同州：唐医家孟诜，曾任同州刺史，著有《食疗本草》等，均佚。许仁则：唐医家，著有《子母秘录》，已佚。吴升：唐医家。著有《新修钟乳论》等，均佚。代：世。因避李世民之“世”

讳而改字。

［22］美则美矣：意为好是好，可是不够完善。

［23］各擅风流：各自在论著中随意展示自己的风采。

［24］商较：研究比较。繁芜：繁杂。

［25］并味：汇总研究。味，品味、研究。钤：关键，掌握之义。俾夜作昼：让黑夜作白天用，即夜以继日。俾，使。经之营之：语出《诗·大雅·灵台》“经始灵台，经之营之”，本指建筑、营造，这里指对各家文献进行分析整理。

［26］捐：除去。砂砾：细碎的石子，喻无用之物。掇：选取。翠羽：翠鸟的羽毛，喻精华。出入再三：指反复筛选。伏念旬岁：思考很长时间。伏，表谦敬的副词。旬岁，满一年。

［27］炎昊（hào）：炎帝和太昊，即神农氏和伏羲氏。括囊：囊括，搜罗。遗阙：遗漏缺失的内容。阙，通“缺”，缺失。稽考：查考，同义复用。

客有见余此方曰：“嘻，博哉！学乃至于此邪[28]！”余答之曰：“吾所好者，寿也，岂进于学哉[29]？至于遁天倍情，悬解先觉，吾常闻之矣[30]。投药治疾，庶几有瘳[31]乎？”又谓余曰：“禀生受形，咸有定分，药石其如命何[32]？”吾甚非之[33]，请论其目[34]：“夫喜怒不节，饥饱失常，嗜欲攻中，寒温伤外，如此之患，岂由天乎？夫为人臣，为人子，自家刑国，由近兼远[35]，何谈之容易哉？则圣人不合启金滕，贤者曷为条玉版[36]，斯言之玷，窃为吾子羞之[37]。”客曰：“唯唯[38]。”呜呼！齐梁[39]之间，不明医术者，不得为孝子，鲁、闵之行，宜其用心[40]。若不能精究病源，深探方论，虽百医守疾，众药聚门，适[41]足多疑，而不能一愈之也。主上尊贤重道，养寿祈年，故张、王、李等数先生继入，皆钦风请益，贵而遵之[42]，故鸿宝金匮、青囊绿帙，往往而有，则知日月所照者远，圣人所感者深[43]，至于啬神养和、休老补病者，可得闻见也[44]。余敢采而录之，则古所未有，今并缮缉，而能事毕矣[45]。若乃分天地至数，别阴阳至候[46]，气有余则和其经渠以安之，志不足则补其复溜以养之[47]，溶溶液液[48]，调上调下。吾闻其语矣，未遇其人[49]也。不诬方将，请俟来哲[50]。

［28］嘻（xī）：叹词，表示赞叹。乃：竟。

[29] 寿：指健康长寿。岂进于学哉：或许比学问更进一步吧。岂，或许、大概。

[30] 遁天倍情：违背天理和常情。语出《庄子·养生主》。倍，违背，违反。悬解：解脱束缚。常：通“尝”，曾经。

[31] 瘳（chōu）：病愈。

[32] 定分：一定的数，此指一定的气数命运。其如命何：将来的命运会怎么样呢？

[33] 吾甚非之：我认为这种说法很不对。非，意动用法。

[34] 目：条目，细节。

[35] 自家刑国：从治家到治国。刑，治理。兼：兼顾，兼及。

[36] 则：如果。合：应该。金縢（téng）：金属缄封的匣子。《尚书·金縢》记载武王患重病，周公作册书向先生祈祷，愿以身代死。史官把册书放于金縢匮中。武王死后，成王继位，周公摄政。因管叔、蔡叔流言，周公避居东都。后来成王开匮得知其祝文，乃明周公之忠勤，遂出郊亲迎周公。縢，封缄。曷（hé）为：何为，为何。曷，何。条玉版：指将周公祝文分条刻于玉版。玉版，刊刻重要文字的白石板。

[37] 玷（diàn）：缺点，过失。吾子：您。羞之：以此为羞。羞，意动用法。

[38] 唯唯：对对，是是。应答之辞。

[39] 齐梁：指南朝齐、梁时期。

[40] 鲁、闵之行，宜其用心：即使像曾参、闵损那样的人也必须用心于医术。曾参和闵损都是孔子的弟子，均以孝行著称。

[41] 适（shì）：通“啻（chì）”，仅仅。

[42] 主上：指唐玄宗李隆基。张、王、李：不详。因玄宗尚老庄，可能是当时的方士。入：入朝。钦风请益：以钦敬之情向众先生请教。请益，泛指向别人请教。贵：重视，用作动词。

[43] 鸿宝金匮、青囊绿帙：泛指保存完好的养生、卜筮、医药等各类书籍。鸿宝，也作“洪宝”，道家书籍，此指养生书。金匮，以金属制成的藏书柜。青囊，本为卜筮人盛书之囊，此指卜筮和医术之书。绿帙，绿色的书套，用以藏珍贵图书。往往：常常。圣人所感者深：指皇上的“尊贤重道”对人们的感化作用是深远的。

[44] 啬（sè）神养和：爱惜精神，保养身心。休老补病：使老人休养安适，使病人得到救治。休、补，均为使动用法。

[45] 缮（shàn）缉：抄写整理。缮，抄写。能事：指自己能做到的事。

[46] 若乃：至于。天地至数：天地大数，指自然界的普遍规律。阴阳至候：指病症的阴阳、表里、寒热、虚实属性。

[47] 和：调和。经渠：手太阴肺经穴位名。志不足：因肾藏志，志不足指肾气不足。复溜：足少阴肾经穴位名。

[48] 溶溶：本指水流动不定的样子，此指病邪入身变化不定。液液：义同“溶溶”，意为根据病人体内阴阳虚实变化不定的情况，采用适当的针法进行调理。

[49] 其人：此指上述用针刺方法治愈病人的高明医生。

[50] 诬：欺骗。方将：表示行为正在进行，此指正在学医的人。俟：等待。来哲：后世智慧卓越的人。

其方凡四十卷，名曰《外台秘要方》，非敢传之都邑，且欲施于后贤[51]，如或询谋[52]，亦所不隐。是岁天宝十一载，岁在执徐，月之哉生明者也[53]。

[51] 都邑：京城。后贤：后世贤才，此指后学者。

[52] 或：有人。询谋：询问请教。

[53] 天宝十一载：公元752年。天宝，唐玄宗年号。执徐：古时以干支纪年，岁在辰为执徐。月之哉生明：指初三日。阴历每月初三，月亮开始有光。哉，通“才”，开始。

巩固练习

一、选择题

1. “以正阴阳之变沴，以救性命之昬札，俾厥土宇用能康宁，广矣哉”中，字词解释错误的一项是（　　）。

A. 变沴：变乱　　B 昬札：夭折　　C. 俾：帮助　　D. 厥：其

2. “然而载祀绵远，简编亏替，所详者虽广，所略者或深，讨简则功倍力烦，取舍则论甘忌苦，永言笔削，未暇尸之”中，字词解释错误的一项是（　　）。

A. 载祀：年代　　B. 永言：总是说　　C. 暇：闲暇　　D. 尸：尸体

3. “繇是睹奥升堂，皆探其秘要”中“繇”的意思是（　　）。

A. 上古时期人物名　　B. 通“由”

C. 所以　　D. 犹如

4. “自南徂北，既僻且陋，染瘴婴痾，十有六七，死生契阔，不可问天”中，字词解释不正确的一项是（　　）。

A. 婴：缠染　　B. 痾：疾病　　C. 契阔：离合　　D. 徂：来

5. “投药治疾，庶几有瘳乎？”中“瘳”的意思是（　　）。

A. 治疗　　B. 发病　　C. 与“瘥”同义　　D. 疾病的一种

二、填空题

1. 文章中“雷、岐、仓、缓”“彭、扁、华、张”所指八人分别是：__________

____________________。

2. “鸿宝金匮、青囊绿帙”中“鸿宝”在古代是指________家书籍。

3. “经渠”是十二经络中________穴位名；“复溜”是十二经络中________穴位名。

4. “鲁、闵之行”中“鲁、闵”分别指____________。

三、翻译题

1. 洎周之王，亦有冢卿，格于医道，掌其政令，聚毒药以供其事焉，岁终稽考而制其食，十全为上，失四下之。

2. 余幼多疾病，长好医术，遭逢有道，遂蹑亨衢，七登南宫，两拜东掖，便繁台阁二十余载，久知弘文馆图籍方书等，繇是睹奥升堂，皆探其秘要。

3. 今并味精英，钤其要妙，俾夜作昼，经之营之，捐众贤之砂砾，掇群才之翠羽，皆出入再三，伏念旬岁，上自炎昊，迄于圣唐，括囊遗阙，稽考隐秘，不愧尽心焉。

4. 若乃分天地至数，别阴阳至候，气有余则和其经渠以安之，志不足则补其复溜以养之，溶溶液液，调上调下。

四、问答题

1. 阅读文章，简要介绍作者所列医家及相关医籍。

2. 简要说明王焘编撰《外台秘要》的原因、经过及其内容。

资料链接

余沐休林下，习程公、敬通。公之里先有玠公者，成进士，于轩岐之术靡不精。公尤博学，补诸生。以余闲从事于养生家言，遂抉其奥，得禁方，参伍而用之，活人甚众。业擅一时，四方造庐而请者，车填咽门，公以次按行，东之西怨，南之北怨，病者望之，如望岁焉。间与余论方技，言人秉阴阳，既薄蚀于寒暑风霾，又侵夺于饥饱嗜欲，複戕伐于喜怒女谒，身非木石，何得不病？巨室力易于致医，若瓮牖绳枢之子，与逆旅迁客，不幸惹恙，于时仓皇，则简之笥中，而医师自足，是方书重矣。《外台秘要》已验之良法，不下于《肘后》百一，欲广布之海内，藉余弁首而行。余谓病之需良医，犹治之待良相。美哉！越人之言曰："上医医国，其次医家，其次医身。"夫和静则寿域，戾扰则亡征。药有养命者，有养性者，察其虚实，审其寒热，时其补泄，能防于未然。导养得理，性命自尽，何夭枉之有？观于身而知国，未有不均于哲士而偾于庸人者。公妙于上池，而推重司马之书，因知《秘要》，盖方略之善者也。推端见委，证治较然，卓越群识，与《素问》《灵枢》合辙。推公之志，欲使人人得以尽年，其仁心为质乎！虽然，神而明之，存乎其人，有不拘于《秘要》也者，斯善读《秘要》者也。（明·吴士奇《外台秘要·序》）

探究活动

列表说明王焘《外台秘要》序中涉及的人物、典籍，写一段话，在网络学习平台上交流。同时，组织采访当地中医药学专家，感受他们“兼容并蓄、唯实求真”的治学精神。

《本草纲目》序

学习目标

1. 阅读文章，探究李时珍撰写《本草纲目》的原因和经过。
2. 查找资料，讨论《本草纲目》在本草学发展史中的地位。
3. 分析文章中运用比喻的写作特色。

文章导读

本文选自《本草纲目》，人民卫生出版社 1957 年版。《本草纲目》是明代著名医药学家李时珍撰写的著作，共 52 卷，190 多万字，载有药物 1 892 种，收集医方 11 096 个，绘制精美插图 1 160 幅，分为 16 部、60 类，是我国古代传统医学的集大成之作。公元 1552 年至公元 1578 年，李时珍三易其稿，以《证类本草》为蓝本加以变革，在继承和发扬本草学成就的基础上，结合其长期学习、采访所积累的大量药学知识，编撰而成。书中不仅纠正了以前本草学著作中的很多错误，而且提出了科学的药物分类方法，记录了丰富的临床实践经验。本书也是一部具有世界性影响的博物学著作。本文是明代著名文学家王世贞为该书所作的序。

重点字词

觇、睟然、癯然、长物、钝椎、第（其中）、芟（之）、绳（之）、种色夺目、冰壶玉鉴、覩、格物、博（支机）、恙（博古）、共（天下）

纪称[1]望龙光[2]，知古剑；觇宝气，辨明珠[3]。故萍实商羊[4]，非天明莫洞[5]。厥后博物称华[6]，辨字称康[7]，析宝玉称倚顿[8]，亦仅仅晨星[9]耳。

问题磁场

作者与李时珍交往的经历记述，体现出李时珍怎样的风范和品格？

[1] 纪称：指古书的记载称述。纪，通“记”，记载。

[2] 龙光：《晋书·张华传》记载，张华望见牛、斗二星之间常有紫气，就问雷焕，雷焕说宝剑的精气上通于天，而剑在豫章丰城。张华即任命雷焕为丰城县令。雷焕到任后，发掘监狱屋基，入地四丈多，发现一只石匣，内有龙泉、太阿双剑。龙光就是指龙泉、太阿两柄古剑的宝气。

[3] 觇（chān）宝气，辨明珠：据唐代苏鹗《杜阳杂编》卷上载，唐肃宗李亨即位后，国库中出现神异的光气，肃宗认为是自己儿时玄宗所赐的上清珠发出的，检出果然。觇，观察到、看到。明珠，上清珠。

[4] 萍实商羊：萍实是指水萍的果实。《艺文类聚·草部下》载，楚昭王渡江，有物大如斗，圆而赤，直触王舟，无人能识，询于孔子，孔子说，“此谓萍实，可剖食，吉祥也，惟霸者能得”；商羊是传说中的鸟名。《说苑·辨物》载，齐有飞鸟，一足，下止殿前，舒翅而跳。齐侯大怪，使聘问孔子。孔子说：“此名商羊，急告民治沟渠，天将大雨。”后果如之。

[5] 天明：天生的聪明人。洞：洞察，洞悉。

[6] 厥（jué）：其。华：指西晋的张华，强记博识，广学多闻，著有《博物志》十卷。

[7] 康：指嵇康，三国魏文学家。《艺文类聚》记晋代王烈到抱犊山中，发现一座石室内有两卷帛书。王不识其文字，记下十几个字的形体，请嵇康辨认，康尽识其字。《世说新语·简傲》也有嵇康辨字的记载。

[8] 倚（yǐ）顿：一作“猗顿”，春秋时富商，曾经营珠宝，以善于识别宝玉著称。

[9] 晨星：早晨的星星，比喻稀少。

楚蕲阳李君东璧[10]，一日过予弇山园谒予[11]，留饮数日。予观其人，晬然貌也[12]，癯然身也[13]，津津然谭议也[14]，真北斗以南一人[15]。解其装，无长物[16]，有《本草纲目》数十卷。谓予曰：时珍，荆楚鄙人也，幼多羸疾，质成钝椎，长耽典籍，若啖蔗饴[17]。遂渔猎群书，搜罗百氏[18]。凡子史经传，声韵农圃，医卜星相，乐府诸家[19]，稍有得处，辄著有数言。古有《本草》一书，自炎皇及汉、梁、唐、宋，下迨国朝，注解群氏旧矣[20]，第其中舛谬差讹遗漏，不可枚数[21]。乃敢奋编摩之志，僭纂述之权[22]。岁历三十稔，书考八百余家，稿凡三易[23]。复者芟之，阙者缉之，讹者绳之[24]。旧本一千五百一十八种，今增药三百七十四种，分为一十六部，著成五十二卷，虽非集成，亦粗大备[25]，僭名曰《本草纲目》。愿乞一言，以托不朽[26]。

［10］楚：指湖北，湖北古属楚国。蕲（qí）阳：今湖北省蕲春县。东璧：李时珍的字。

［11］弇（yǎn）山园：在江苏省太仓县隆福寺西，王世贞所筑，内有上弇、中弇、下弇三峰。

［12］晬（suì）然貌也：面容润泽而有光彩。谓语前置。晬，润泽而有光采。然，形容词词尾。

［13］癯（zuì）然身也：清瘦而有精神的样子。癯然，清瘦的样子。

［14］津津然谭（tán）议也：谈吐风趣而有兴致的样子。津津然，兴味浓厚的样子。谭，通“谈”，谈吐。

［15］真北斗以南一人：真是天下第一人。

［16］长物：多余的东西。

［17］钝椎：笨拙。长耽典籍：长大以后爱读古典著作。耽，喜好。啖（dàn）：吃。蔗饴（yí）：甘蔗饴糖。饴，用麦芽制成的糖。

［18］渔猎：捕鱼打猎，比喻泛览博涉。百氏：指百家著作。

［19］子：指先秦诸子百家的著作。史：指历史方面的著作。经：指儒家的经典著作。传：指解释经书的著作。声韵：指音韵学方面的著作。农圃：指果菜方面的著作。圃，种植果木瓜菜的园地。卜：指占卜方面的著作。乐府：泛指可以入乐的诗、词、散曲、剧曲等。

［20］炎皇：神农氏。迨：及，到。国朝：封建时代称本朝为“国朝”，此指明朝。旧：久远。

［21］第：只，只是。舛：错乱。谬：错误。差：差错。讹：错误。枚数：一一计数。

［22］敢：冒昧地。僭：越分，指超越身份，冒用在上者的名义说话行事。

［23］稔：年。凡：共。

［24］芟（shān）：删除。阙：通“缺”，缺漏。缉：增补。绳：纠正。

［25］集成:“集大成”，指总结前人成果而自成一体。大备：大体上完备。备，齐全、完备。

［26］愿：希望。一言：一句话，此指一篇序言。以托不朽：以便求得这部书永不磨灭。托，依靠、凭托，此指求得。

予开卷细玩，每药标正名为纲，附释名为目，正始[27]也。次以集解、辩疑、正误，详其土产形状也[28]。次以气味、主治、附方，著其体用也[29]。上自坟典，下

问题磁场

《本草纲目》的科学体系在文章中是如何体现的？

及传奇，凡有相关，靡不备采[30]。如入金谷之园，种色夺目[31]；如登龙君之宫，宝藏悉陈；如对冰壶玉鉴，毛发可指数[32]也。博而不繁，详而有要，综核究竟，直窥渊海[33]。兹岂仅以医书觏[34]哉？实性理之精微，格物之通典，帝王之秘箓，臣民之重宝也[35]。李君用心，嘉惠何勤哉[36]！噫！碔玉莫剖，朱紫相倾，弊也久矣[37]。故辨专车之骨，必俟鲁儒[38]；博[39]支机之石，必访卖卜。予方著《弇州卮言》，恚博古如《丹铅卮言》后乏人也，何幸睹兹集哉[40]！兹集也，藏之深山石室无当，盍锲之，以共天下后世味《太玄》如子云者[41]。

[27] 正始：从正名开始。

[28] 集解：汇集各家注释。辨疑：辨别疑似之说。正误：纠正错误之处。“集解”“辨疑”“正误”均为《本草纲目》栏目名。土产：本土所产之物，这里指产地。

[29] 气味：指药物的四气五味。著：阐明。体用：指药物的性质和功效。

[30] 坟典：“三坟五典”。孔安国《尚书·序》称伏羲、神农、黄帝之书为三坟，言大道也；少昊、颛顼、高辛、唐尧、虞舜之书为五典，言常道也。此泛指古代的重要著作。传奇：民间流传的小说、故事。此泛指一般的文艺作品。

[31] 金谷之园：晋代巨富石崇所筑的花园，在河南洛阳西的金谷涧中。种色：品种色彩。

[32] 冰壶：盛冰的玉壶，比喻晶莹皎洁。玉鉴：玉制的镜子。鉴，镜子。指数：用手指计数。

[33] 综核：全面探讨。究竟：穷尽，指深入研究。渊海：深渊和大海，比喻内容的深入和广博。

[34] 觏（gòu）：遇见，这里指看待。

[35] 性理：指宋儒的性命理气之学。格物：推究事物的原理。通典：共同的法则。秘箓：秘不公开的簿籍。箓，簿藉、簿册。

[36] 嘉惠：施给恩惠，意为造福人世。勤：殷切。

[37] 碔（wǔ）：碔砆，似玉的石头。剖：辨别。朱紫相倾：指紫色和朱色互相排斥。古代以朱为正色，紫为杂色。比喻以假乱真或真假不分。倾，排斥。

[38] 故辨专车之骨，必俟（sì）鲁儒：意为因此要辨别占满一车的巨骨，必定要等待孔子。据《国语·鲁语下》载：吴国攻取越国之会稽，获一辆装满巨骨的车，人皆不识，询问孔子。孔子说：从前禹在会稽之山召集群臣，防风氏后至，禹杀之，其骨专车。专车，占满一车、独占一车。俟，等待。鲁

儒，指孔子。

［39］博：通晓。传说汉武帝命张骞寻找黄河之源，张乘筏至天河，一浣纱妇以石与之，张携石归，请教成都卖卜人严君平，严说是织女垫织机的石块。见《太平御览》卷八。

［40］恚（huì）：怨恨，此引申为“可惜”。《丹铅卮言》：指明代杨慎所著的《丹铅余录》《丹铅续录》《丹铅摘录》等考据学著作。上述三书后由杨慎的门人删除重复，合并为一书，叫《丹铅总录》。

［41］石室：指收藏图书档案的处所。无当：不妥当。盍（hé）：何不。锲：刀刻，此指刻版印刷。共：同“供”，供给。味：研究体会。太玄：《太玄经》的简称，汉代扬雄（字子云）著。

时万历岁庚寅春上元日[42]，弇州山人凤洲王世贞拜撰。

［42］万历庚寅：公元1590年。万历，明神宗朱翊钧的年号。上元日：农历正月十五日。

巩固练习

一、选择题

1. “厥后博物称华，辨字称康，析宝玉称倚顿，亦仅仅晨星耳”中，没有提到的人物是（　　）。

A. 张华　　B. 嵇康　　C. 倚顿　　D. 杜康

2. “予观其人，睟然貌也，癯然身也，津津然谭议也”中，字词解释错误的一项是（　　）。

A. 睟然：润泽有神采的样子　　B. 癯然：清瘦的样子

C. 津津然：兴味浓厚的样子　　D. 谭议：议论

3. “第其中舛谬差讹遗漏，不可枚数。乃敢奋编摩之志，僭纂述之权”中“第”的意思是（　　）。

A. 虽然　　B. 所以　　C. 只是　　D. 因为

4. “故辨专车之骨，必俟鲁儒”中，解释不正确的一项是（　　）。

A. “鲁儒”是指孔子　　B. 俟：等待

C. 这个典故出自《国语》　　D. 典故是关于尧的故事

5. “博支机之石”典故没有涉及的人物是（　　）。

A. 严君平　　B. 张骞　　C. 汉武帝　　D. 司马相如

二、填空题

1. 文章中“坟典”是指________，是关于哪八位上古人物的书：______________________________。

2. “碔玉莫剖，朱紫相倾”中“碔玉”是指________。

3. “金谷之园”是指晋代巨富________所筑的花园。

4. “萍实”是指____________，“商羊”是指____________。

5. “觇宝气，辨明珠”这个典故出自__________，“明珠”是指__________。

三、翻译题

1. 时珍，荆楚鄙人也，幼多羸疾，质成钝椎，长耽典籍，若啖蔗饴。

2. 第其中舛谬差讹遗漏，不可枚数。乃敢奋编摩之志，僭纂述之权。

3. 予开卷细玩，每药标正名为纲，附释名为目，正始也。

4. 博而不繁，详而有要，综核究竟，直窥渊海。兹岂仅以医书觏哉？实性理之精微，格物之通典，帝王之秘箓，臣民之重宝也。

四、问答题

1. 阅读文章，简述《本草纲目》的体例。

2. 查找资料，简述《本草纲目》著作的源流。

3. 列举文章所用典故，并予以解释。

资料链接

李时珍，字东璧，祖某，父言闻，世孝友，以医为业。时珍生，白鹿入室，紫芝产庭，幼以神仙自命。年十四，补诸生，三试于乡，不售。读书十年，不出户庭，博学无所弗觑，善医，即以医自居。富顺王嬖庶孽，欲废适子，会适子疾，时珍进附子和气汤，王感悟，立适。楚王闻之，聘为奉祠，掌良医所事。世子暴厥，立活之。荐于朝，授太医院判。一岁告归，著《本草纲目》。

年七十六，预定死期，为《遗表》，授其子建元。其略曰：臣幼苦羸疾，长成钝椎，惟耽典籍，奋切编摩，纂述诸家，心殚厘定。伏念本草一书，关系颇重，谬误实多，窃加订正，历岁三十，功始成就。

自炎皇辨百谷，尝众草，分气味之良毒，轩辕师岐伯，尊伯高，剖经络之本标，爰有《神农本草》三卷，梁陶弘景益以注释，为药三百六十五。唐高宗命李勣重修，长史苏恭表请增药一百一十四。宋太祖命刘翰详较，仁宗再诏补注，增药一百。唐慎微合为《证类》，修补诸本，自是指为全书。

夷考其间，瑕疵不少。有当析而混者：葳蕤、女萎，二物并入一条；有当并而析者，南星、虎杖，一物分为两种；生姜、薯蓣，菜也，而列草品；槟榔、龙眼，果也，而列木部；八谷，生民之天，不能辨其种类；三菘，日用之蔬，罔克灼其质名；黑豆、赤菽，大小同条；芒硝、硝石，水火混注；兰花为兰草，卷丹为百合，寇氏《衍义》之舛谬；黄花即钩吻，旋花即山姜，陶氏《别灵》之差讹；酸浆、苦胆，草果重出，掌氏之不审；天花、栝楼，两处图形，苏氏之欠明；五倍子，構虫窠也，认为木实；大蘋草，田字草也，指为浮萍。似兹之类，不可枚举。

臣不揣愚陋，僭肆删述，复者芟，阙者补，如磨刀水、潦水，桑柴火、艾火、锁阳、山柰、土茯苓、番木鳖、金柑、樟脑、蝎虎、狗蝇、白蜡、水蛇、狗宝、秋虫，今方所用，而古本无；三七、地罗、九仙子、蜘蛛香、猪腰子、勾金皮之类，方物土苴，而稗官不载。旧药一千五百一十八，今增三百七十四。分一十六部，五十二卷。正名为纲，附释为目；次以集解，辨疑正误，详其出产、气味、主治。上自坟典，下至稗记，凡有攸关，靡不收掇。虽命医书，实赅物理。

万历中，敕中外献书，建元以《遗表》进。命礼部誊写，发两京、各省布政刊行。

晚年，自号濒湖山人，著《薖所馆诗》《医案》《脉诀》《五藏图论》《三焦客难》《命门考》《诗话》。诗文他集失传，唯《本草纲目》行世。搜辑百氏，采访四方，始于嘉靖壬子，终于万历戊寅，凡二十八年而成书。旧本附方二千九百三十五，增八千一百六十一。

赞曰："李公份份，乐道遗荣；下学上达，以师古人；既智且仁，道熟以成。遐以媲之？景纯通明。"（清·顾景星《白茅堂集》）

探究活动

阅读资料链接中李时珍的传记，结合文章内容，分析李时珍具备哪些科学精神和学习品质，并探讨这些品质对您学习专业知识的启发，写一篇议论文。

《温病条辨》叙

学习目标

1. 分析文章中实词活用及语序变化等古汉语语法现象。
2. 探究吴瑭撰写《温病条辨》的过程及这本书的重要意义。

3. 探究文章中援引的人物、典籍，说明其对前人观点的扬弃。

文章导读

本文选自《温病条辨》，人民卫生出版社2005年版。《温病条辨》是清代吴瑭的一部系统性的温病学著作。吴瑭，字鞠通，江苏淮阴人，出生于公元1758年，卒于公元1836年。于公元1798年著成《温病条辨》一书。本叙的作者是汪廷珍，字玉粲，号瑟庵，江苏山阳人，官至礼部尚书、协办大学士、加太子太保、赠太子太师。

这篇文章首先提出温病“病多而方少”的原因，并指出后世医家墨守成规，囿于门户之见，“以伤寒之法疗六气之疴”所造成的严重后果，最后赞扬吴瑭“嗜学不厌，研理务精”的钻研精神。文章指出，《温病条辨》是一部“述先贤之格言”“摅生平之心得”的医学著作，对温病学发展有重要的意义。

重点字词

亡如、阙如、按图索骥、宗（之）、訾（之）、问道（长沙）、当名辨物、（略知）疏节、超悟之哲、（斯世之）贸贸、摅、笥、听然（而笑）

昔淳于公[1]有言：“人之所病，病病多；医之所病，病方少。”夫病多而方少，未有甚于温病者矣。何也？六气[2]之中，君相两火无论已[3]，风湿与燥无不兼温，惟寒水与温相反，然伤寒者必病热。天下之病，孰有多于温病者乎？方书始于仲景。仲景之书专论伤寒，此六气中之一气耳。其中有兼言风者，亦有兼言温者，然所谓风者，寒中之风，所谓温者，寒中之温，以其书本论伤寒也。其余五气，概未之及[4]，是以后世无传焉。虽然，作者谓圣，述者[5]谓明，学者诚能究其文，通其义，化而裁之，推而行之，以治六气可也，以治内伤可也。亡如世鲜知十之才士[6]，以阙如为耻[7]，不能举一反三，惟务按图索骥。

问题磁场

这一段指出了温病“病多而方少”的原因是什么？

[1] 淳于公：西汉名医淳于意。公，对男子的敬称。

[2] 六气：这里指“五运六气”之“六气”，即太阳寒水、阳明燥金、少阳相火、太阴湿土、少阴君火和厥阴风木。

[3] 无论已：不用说了。

[4] 概未之及：一概没有论及“其余五气”。宾语前置，即相当于“概未及之”，“之”指代上文“其余五气”。

[5] 述者：传述方书的人。

[6] 亡如世鲜知十之才士：无奈社会上缺少知识全面的

人。亡如，无奈。亡，通“无”。知十，“闻一以知十”的略语，意为触类旁通，语见《论语·公冶长》。

[7] 以阙如为耻：认为知识缺漏是可耻的事。阙如，欠缺，缺漏。阙，通“缺”，欠缺。如，词尾。

盖自叔和而下，大约皆以伤寒之法疗六气之疴，御风以絺[8]，指鹿为马，迨试而辄困[9]，亦知其术之疏也。因而沿习故方，略变药味，冲和、解肌诸汤，纷然著录[10]。至陶氏之书[11]出，遂居然以杜撰之伤寒，治天下之六气，不独仲景之书所未言者，不能发明，并仲景已定之书，尽遭窜易[12]。世俗乐其浅近，相与宗之，而生民之祸亟矣[13]！又有吴又可者，著《瘟疫论》，其方本治一时之时疫，而世误以治常候之温热[14]。最后若方中行、喻嘉言诸子[15]，虽列温病于伤寒之外，而治法则终未离乎伤寒之中。惟金源刘河间守真氏者，独知热病，超出诸家，所著《六书》，分三焦论治，而不墨守六经，庶几幽室一灯，中流一柱[16]。惜其人朴而少文，其论简而未畅，其方时亦杂而不精。承其后者又不能阐明其意，裨补其疏，而下士闻道，若张景岳之徒，方且怪而訾之[17]。于是其学不明，其说不行。而世之俗医，遇温热之病，无不首先发表，杂以消导，继则峻投攻下，或妄用温补，轻者以重，重者以死[18]，幸免则自谓己功，致死则不言己过，即病者亦但知膏肓难挽，而不悟药石杀人。父以授子，师以传弟，举世同风，牢不可破。肺腑无语，冤鬼夜嗥[19]，二千余年，略同一辙，可胜慨哉！

问题磁场

文章对哪些医学观点进行了批评？

[8] 御风以絺（chī）：用细葛布挡风。喻方法不当，徒劳无效。絺，细葛布。

[9] 迨（dài）：等到。辄：即，就。困：无效。

[10] 故方：旧方。冲和：方剂名，指加减冲和汤，为明代陶华在金朝张元素九味羌活汤的基础上加减而成。解肌：方剂名，即柴葛解肌汤，又名干葛解肌汤，陶华《伤寒六书·杀车捶法》方。

[11] 陶氏之书：指明代陶华所著的《伤寒六书》。

[12] 发明：阐发说明。窜易：篡改。

[13] 宗之：尊奉陶氏之书。亟（qì）：频繁，屡次。

[14] 常候之温热：指在每年一定季节发生的温热病。常候，这里指一定的季节。

［15］方中行：明代医家，名有执，著有《伤寒论条辨》。喻嘉言：清代医家，名昌，著有《尚论》《寓意草》《医门法律》等。

［16］金源：金朝的别称。刘河间守真氏：刘完素。《六书》：刘完素的《河间六书》。六经：《伤寒论》中太阳、阳明、少阳、太阴、少阴、厥阴六经的传变规律。

［17］裨（bì）补：弥补，补救。裨，补益。怪：责怪。訾：诋毁，骂。按，历代医家各有所长，张介宾反对刘完素用寒凉药，这是偏见；而作者据此贬低张介宾，也是门户之见。

［18］发表：发汗解表。峻（jùn）投：重用，猛用。

［19］嗥（háo）：号哭。

我朝治洽学明，名贤辈出，咸知溯原《灵》《素》，问道长沙[20]。自吴人叶天士氏《温病论》《温病续论》出，然后当名辨物[21]。好学之士，咸知向方；而贪常习故之流，犹且各是师说，恶闻至论。其粗工则又略知疏节，未达精旨，施之于用，罕得十全[22]。吾友鞠通吴子，怀救世之心，秉超悟之哲，嗜学不厌，研理务精，抗志以希古人，虚心而师百氏。[23]病斯世之贸贸也，述先贤之格言，摅生平之心得，穷源竟委，作为是书[24]。然犹未敢自信，且惧世之未信之也，藏诸笥[25]者久之。予谓学者之心固无自信时也，然以天下至多之病，而竟无应病之方，幸而得之，亟[26]宜出而公之。譬如拯溺救焚，岂待整冠束发[27]？况乎心理无异，大道不孤，是书一出，子云其人必当旦暮遇之，且将有阐明其意，裨补其疏，使夭札之民咸登仁寿者[28]。此天下后世之幸，亦吴子之幸也。若夫《折杨》《皇荂》，听然而笑，《阳春》《白雪》，和仅数人，自古如斯[29]。知我罪我，一任当世，岂不善乎[30]？吴子以为然，遂相与评骘而授之梓[31]。

问题磁场

文章对吴瑭的医学观点表示支持的依据是什么？

［20］治洽：指政治和谐。原：同“源”。长沙：指张仲景的著作。张仲景曾任长沙太守，后世称其为“张长沙”。

［21］《温病论》《温病续论》：指清代叶天士的《温热论》。当名辨物：确定名称，辨别事物之实质。

［22］向方：遵循正确方向。贪常：贪求常规。习故：因袭成规。犹且：尚且。是师说：认为老师的学说正确。是，意动用法。粗工：技术粗疏的医生。

［23］秉（bǐng）：通“禀”，承受。超悟：颖悟，彻悟。哲：明智，有智慧，此活用作名词。厌：满足。抗志：高尚的

志向。希：企望，仰慕。

[24] 病：担忧。贸贸：目不明的样子，引申为不明方向。摅：抒发，表达。穷源竟委：研究从头到尾，极为深入。

[25] 笥（sì）：盛衣物或饭食等的方形竹器。

[26] 亟（jí）：急切，迫切。

[27] 拯溺救焚：拯救被水淹、被火烧的人。整冠束发：整理帽子和头发。

[28] 大道不孤：指高明的医学理论不会孤立。子云：西汉大学者扬雄，字子云。夭札：遭瘟疫而早死。仁寿：长寿。

[29]《折杨》《皇荂（fū）》：古代两种通俗的民间歌曲，语见《庄子·天地》。荂，一作“华”。听（yǐn）然：笑的样子。《阳春》《白雪》：古代楚国的高雅乐曲名。和：跟着唱。如斯：如此。

[30] 罪：怪罪，责怪。一任当世：完全听凭当代社会舆论。一，完全。

[31] 评骘（zhì）：评定，同义复用。骘，评定。梓：印书的木版，此引申为印刷出版。

嘉庆十有七年壮月既望，同里愚弟汪廷珍谨序[32]。

[32] 嘉庆十有七年：公元1812年，清仁宗嘉庆十七年。壮月：阴历八月。既望：指农历十六日。同里：同乡。

巩固练习

一、选择题

1. “亡如世鲜知十之才士”中，解释错误的一项是（　　）。

A. 亡如：无奈　　B. 知十：闻一知十，语出《春秋》

C. 鲜：少　　D. “亡”通“无”

2. 关于“御风以绨”，解释错误的一项是（　　）。

A. 绨：细葛布　　B. 御风：挡风

C. 比喻徒劳无效　　D. 比喻方法得当

3. “因而沿习故方，略变药味，冲和、解肌诸汤纷然著录”中，解释错误的一项是（　　）。

A. 故方：以前的方子　　B. 冲和：方剂名

C. 解肌：方剂名　　D. 解肌方出自《伤寒论》

4. “我朝治洽学明，名贤辈出，咸知溯原《灵》《素》，问道长沙”中“长沙”解释不正确的一项是（　　）。

A. 这里是指地名

B. 指张仲景

C. 因张仲景曾任长沙太守，故称其为“张长沙”

D. 指张机

5. “若夫《折杨》《皇荂》，听然而笑，《阳春》《白雪》，和仅数人，自古如斯”中，说法不正确的一项是（　　）。

A.《折杨》《皇荂》是指古代通俗的民间歌曲

B.《阳春》《白雪》是古代高雅的乐曲名

C. 听然：笑的样子

D. 荂：同“花”

二、填空题

1. “六气之中，君相两火无论已，风湿与燥无不兼温，惟寒水与温相反，然伤寒者必病热”中“六气”是指____________________。

2. “分三焦论治，而不墨守六经”中“六经”是指____________。

3. “藏诸笥者久之”中“笥”是指____________。

4. “使夭札之民咸登仁寿者”中“夭札”是指____________。

5. “吴子以为然，遂相与评骘而授之梓”中“评骘”是指____________，“梓”是指____________。

三、翻译题

1. 亡如世鲜知十之才士，以阙如为耻，不能举一反三，惟务按图索骥。

2. 惟金源刘河间守真氏者，独知热病，超出诸家，所著《六书》，分三焦论治，而不墨守六经，庶几幽室一灯，中流一柱。

3. 好学之士，咸知向方；而贪常习故之流，犹且各是师说，恶闻至论。

4. 此天下后世之幸，亦吴子之幸也。若夫《折杨》《皇荂》，听然而笑，《阳春》《白雪》，和仅数人，自古如斯。

四、问答题

1. 阅读文章，简述温病学的源流。

2. 简述文章对哪些医家观点进行了抨击，又支持了哪些学说。

3. 列举文章所用的典故，并予以解释。

资料链接

吴君讳瑭，字配珩，号鞠通，江苏淮安府山阳县人。父守让，郡庠生，以学教授，里中弟子从者甚众。君十九而孤，家贫，弃举子业，走京师，时四库馆开，佣书以自给。既于医有得，见宋、元以来诸书，皆疑其未尽。及得《内经》《灵枢》《难经》，乃知其源之所出；《伤寒论》《金匮》，知医学莫先于此，乃专力焉。以观诸家之书，合而存，不合者屏，而学大进。六气为病，今惟存《伤寒论》，后人遂以伤寒之法遍治外感，不效，又谓辛温不可用，而各立方法，然无能出《伤寒论》之范。元人刘守真，明吴又可，始知其非。我朝喻嘉言论之，而方法亦不备。吴人叶天士出，始有治温病之方，而温与寒判。君师其意，又甫求前人之书以明之，为《温病条辨》。始于伤风，继言温，继言暑、湿、燥，而六气之病治法始备。道光之初，民多病吐利死者，君曰此燥之正气也。乃考明人沈目南《燥病论》，复补《秋燥胜气论》一卷。其年顺天乡试，监临檄京尹市霹雳散百余剂，场中无死者。霹雳散，君所制方也。性狷急，不能容物，遇俗医处方之谬，辄疵之。所至辄避去，至病家交口訾君，君据理直言，不徇人意，人皆惮之。同里参知汪文端公，知君最深，未几卒。既士彦以忧归，君遂无可语者。长子卒，君遂抑郁，得衄血疾，道光十六年二月卒。往与士彦言医书，仲景以下，惟孙真人论八脉，张隐庵《本草崇原》，叶氏《临证指南》可观。窦材之书，但许其扶阳抑阴，亦不可过信。又叹医之谬妄，欲为《医医病书》，尝出其稿相示。君既卒，求之则定为七十二则。君居心忠厚，笃于故旧，与人能尽言，处事悉当。闻天下有水旱盗贼，辄有忧色。论某某贤，某某不肖，无阿徇，岂独精于医哉！然君之医，要可以信今而传后，难为不知者言也。君初娶鲍氏，生子廷莲，顺天增生，既卒，有孙二人：继祖、念祖。继室崔氏，有子廷芷，国子监生，廷荃，婿周宗信，同里人，庶乎守君之教。

惟病在人，医司其柄。何图尔医，乃先自病。嗟嗟蒸民，又焉托命？君子悯焉，为医求医。焫艾砭针，应手而施。医病其瘳，民用熙熙。病繁而变，其数盈千。病医视之，非可言诠。孰简而赅？庶几十全。凡医之病，或迷不知。肌肤腠理，在浅不治。既入膏肓，卢扁奚为？或者自知，坐而不理。讳疾忌医，谓疢于美。沉痼而躯，卒以不起。嗟嗟尔医，盍诵此书。若药瞑眩，沉疴用祛。苦口之利，勿谓徐徐。自汉迄今，其书如海。守先待后，体用斯在。嗟嗟尔医，慎旃无悔。（清·朱士彦《吴鞠通传》）

吴有性，字又可，江南吴县人。生于明季，居太湖中洞庭山。当崇祯辛巳岁，南北直隶、山东、浙江大疫，医以伤寒法治之不效。有性推究病源，就所历验，著《瘟疫论》，谓伤寒自毫窍入，中于脉络，从表入里，故其传经有六。自阳至阴，以次而深。瘟疫自口鼻入，伏于膜原，其邪在不表不里之间。其传变有九，或表或里，各自为病。有但表而不里者，有表而再表者，有但里而不表者，有里而再里者，有表里分传者，有表里分传而再分传者，有表胜于里者，有先表后里者，有先里后表者。其间有与伤寒相反十一事，又有变证、兼证种种不同。并著论制方，一一辨别。古无瘟疫专书，自有性书出，始有发明。(《清史稿·列传二百八十九·吴鞠通》)

探究活动

阅读资料链接中吴鞠通的传记，结合文章内容，感受其“吾爱吾师，吾更爱真理”的科学精神。说明这一精神对您的学习有何启发，写一篇议论文。

《串雅》序

学习目标

1. 阅读文章，探究走方医产生的历史原因。
2. 结合专业知识，客观评价走方医医术的局限性和价值。
3. 分析文章举例说明道理的特点。

文章导读

选自《串雅》，中国中医药出版社1998年版。《串雅》是我国历史上第一部有关“走方医”的医学专著，作者是清代医学家赵学敏。赵学敏，出生于公元1719年，卒于公元1805年，字依吉，号恕轩，钱塘（今浙江省杭州市）人。他的著作有十二种之多，但大多散佚，现仅存《本草纲目拾遗》和《串雅》。《串雅》这部医学著作，记录了“走方医”常用的内外杂治法、顶串禁奇用药、针灸、贴、熏洗、吸治等法，还揭示了“走方医”所用的简便治法及药物炮制、作伪的内幕，这些记载揭开了走方医的神秘面纱。

这篇序文是作者自序。文章主要追溯了“走方医”产生的历史，客观分析了“走方医”的优劣，并阐述了自己整理、编撰《串雅》的经过，说明“走方医”医术的价值。

重点字词

厥后、禁、截诸法、顶、串、货药、吮舐、宏览、老而靡倦、旁涉元禁、夸新斗异、芟订

《周礼》分医为四，有食医、疾医、疡医、兽医，后乃有十三科[1]，而未闻有“走方”[2]之名也。《物原》[3]记岐黄以来有针灸，厥后巫彭[4]制药丸，伊尹创煎药，而未闻有禁、截诸法[5]也。晋王叔和纂《脉经》，叙阴阳、内外，辨部候、经络、脏腑之病为最详，金张子和以汗、吐、下三法，风、寒、暑、湿、火、燥六门，为医之关键，终未闻有顶串诸名也。有之，自草泽医[6]始，世所谓“走方”是也。人每贱薄之，谓其游食江湖，货药[7]吮舐[8]，迹类丐；挟技劫病[9]，贪利恣睢[10]，心又类盗。剽窃医绪[11]，倡为诡异。败草毒剂，悉曰仙遗；刳涤魇迷[12]，诧为神授。轻浅之证，或可贪天[13]；沉痼之疾，乌能起废[14]？虽然诚有是焉，亦不可概论也。为问今之乘华轩[15]、繁徒卫者，胥能[16]识症、知脉、辨药、通其元妙者乎？俨然峨高冠[17]、窃虚誉矣。今之游权门、食厚俸者[18]，胥能决死生、达内外[19]、定方剂，十全无失者乎？俨然踞高座、侈功德[20]矣！是知笑之为笑，而不知非笑之为笑也[21]。

问题磁场

走方医的生存境遇如何？

[1] 十三科：我国古代医学分科。元代、明代的太医院都把医学分为大方脉科、杂医科、小方脉科等十三科。

[2] 走方：无固定诊所的医生，俗称走医、铃医。

[3]《物原》：书名，明代罗颀撰。

[4] 巫彭：黄帝时期的臣子。

[5] 禁、截诸法：走方医有禁、截、顶、串四种治法。禁，即祝由科一类。截，用断然手段处方用药，取其速效。顶，用上行药。串，用下行药。故顶药多吐，串药多泻。

[6] 草泽医：在民间行医的人。

[7] 货药：卖药。

[8] 吮舐（shì）：即吮痈舔痔。吮，吸。舐，舔。

[9] 挟技劫病：凭自己的技术，要挟病人。

[10] 贪利恣睢（suī）：贪图私利，不择手段。恣睢，放纵、暴戾貌。

[11] 剽窃：抄袭或窃取他人之言论。医绪：点滴的医学知识。

[12] 魇（yǎn）迷：用一种迷信的祝由方法治病。

[13] 贪天："贪天之功"的缩略语。意指把疾病的自愈窃为自己的功绩。

[14] 乌能起废：怎么能起死回生。

[15] 华轩：华美的车子。

[16] 胥（xū）能：都能。

[17] 峨高冠：意即戴着高高的帽子。峨，高耸貌。

[18] 游权门、食厚俸者：指奔走于权贵的门下，享受优厚俸禄的医官。

[19] 达内外：通晓脏腑经络。

[20] 踞高座、侈功德：盘踞高位，夸大功德。

[21] 是如笑之为笑，而不知非笑之为笑也：这是只知道被耻笑的走方医是可笑的，而不知不被耻笑的国医更为可笑。

予幼嗜岐黄家言，读书自《灵》《素》《难经》而下，旁及《道藏》《石室》[22]；考穴自《铜人内景图》[23]而下，更及《太素》《奇经》[24]。伤寒则仲景之外，遍及《金鞞》《木索》[25]；本草则《纲目》而外，远及《海录》《丹房》[26]。有得，辄钞撮忘倦，不自知结习至此，老而靡倦[27]。然闻走方医中有顶串诸术，操技最神，而奏效甚捷。其徒侣多动色相戒[28]，秘不轻授。诘其所习，大率知其所以，而不知其所以然，鲜有通贯者。以故欲宏览而无由[29]，尝引以为憾。

问题磁场

文章对"走方医"的技术给予了怎样的肯定？

[22]《道藏》《石室》：《道藏》，道家著作汇编，其中有医书多种。《石室》，即《石室秘录》，清代陈士铎撰。

[23]《铜人内景图》：北宋王惟一的《铜人腧穴针灸图经》。

[24]《太素》《奇经》：《太素》是指隋唐时期杨上善所著的《黄帝内经明堂类成》，《奇经》是指这本书中论奇经八脉的一卷。

[25]《金鞞（pí）》《木索》：疑为"金鎞（bī）""摩索"之误。《医籍考》辑有《伤寒金鎞疏钞》和《摩索金匮》。

[26]《海录》《丹房》：指《海药秘录》和《丹方鉴源》两书。

[27] 老而靡倦：年纪老了而不厌倦。

[28] 动色相戒：变更脸色示意相戒。

[29] 宏览：扩大眼界。无由：无从，没有门径。

有宗子柏云者，挟是术遍游南北，远近震其名，今且老矣。戊寅航海归，过予谭[30]艺。质其道，颇有奥理，不悖于古，而利于今，与寻常摇铃求售者迥异。顾其方，旁涉元禁[31]，琐及游戏，不免夸新斗异，为国医所不道。因录其所授，重加芟订，存其可济于世者，部居别白[32]，都成一编，名之曰《串雅》，使后之习是术者，不致为庸俗所诋毁，殆亦柏云所心许焉。昔欧阳子[33]暴利几绝，乞药于牛医[34]；李防御[35]治嗽得官，传方于下走[36]。谁谓小道不有可观者欤？亦视其人善用斯术否也。乾隆己卯十月既望，钱塘赵学敏恕轩撰。

问题磁场

文章比较了“国医”和“走方医”有何差异？

[30] 谭（tán）：同“谈”。
[31] 元禁：玄妙的禁方。
[32] 部居别白：分门别类，区别明白。
[33] 欧阳子：指宋代欧阳修。
[34] 牛医：原指兽医，此处泛指民间医生。
[35] 防御：宋代医官名。
[36] 传方于下走：药方传自走方医生。

巩固练习

一、选择题

1. “而未闻有禁、截诸法”中，解释错误的一项是（　　）。

A. 禁、截诸法：这里指“禁”“截”“顶”“串”四种治法

B. 禁法：祝由之法

C. 截法：用断然手段处方，取其速效

D. 顶法：用下行药

2. “刳涤魇迷，诧为神授”中“魇迷”的意思是（　　）。

A. 祝由之术　　B. 着魔　　C. 梦魇　　D. 着迷

3. “为问今之乘华轩、繁徒卫者，胥能识症、知脉、辨药、通其元妙者乎”中，解释错误的一项是（　　）。

A. 华轩：华美的车子　　B. 胥能：不能

C. 元妙：玄妙　　D. 繁徒卫者：拥有许多随从的人

4. “顾其方，旁涉元禁”中，解释不正确的一项是（　　）。

A. “元”即“玄”，这是因为避讳而改“玄”为“元”

B. 玄妙的禁方

C. 旁涉：另外还涉及

D. 顾：看

5. “昔欧阳子暴利几绝，乞药于牛医”中，解释不正确的一项是（　　）。

A. 欧阳子：欧阳修　　B. 牛医：兽医，这里泛指民间医生

C. 暴利：巨额利益　　D. 绝：死

二、填空题

1. “宏览而无由”中“宏览”的意思是＿＿＿＿＿＿。

2. “李防御治嗽得官”中“防御”是宋代＿＿＿＿名。

3. “过予谭艺”，“谭”与＿＿＿＿同。

4. “老而靡倦”的意思是＿＿＿＿＿＿＿＿＿＿。

5. “乾隆己卯十月既望”中，“既望”的意思是＿＿＿＿＿＿。

三、翻译题

1. 人每贱薄之，谓其游食江湖，货药吮舐，迹类丐；挟技劫病，贪利恣睢，心又类盗。剽窃医绪，倡为诡异。

2. 是知笑之为笑，而不知非笑之为笑也。

3. 诘其所习，大率知其所以，而不知其所以然，鲜有通贯者。

4. 顾其方，旁涉元禁，琐及游戏，不免夸新斗异，为国医所不道。

四、问答题

1. 阅读文章，简述“走方医”存在的历史渊源。

2. 简述文章对“国医”和“走方医”之间差异的比较。

3. 查找相关资料，评述文章所举“欧阳子”“李防御”的事例。

资料链接

负笈行医，周游四方，俗呼为“走方”。其术肇于扁鹊，华佗继之。故其所传诸法，与国医少异。治外以针刺、蒸灸胜；治内以顶、串、禁、截胜，取其速验，不计万全也。

手所持器，以铁为之，形如环盂，虚其中，置铁丸，周转摇之，名曰“虎刺”。乃始于宋李次口。次口，走医也，常行深山，有虎啮刺于口，求李拔之，次口置此器于虎口，为拔其刺。后其术大行，名闻江湖。祖其术者，率持此以为识，即名“虎刺”云。

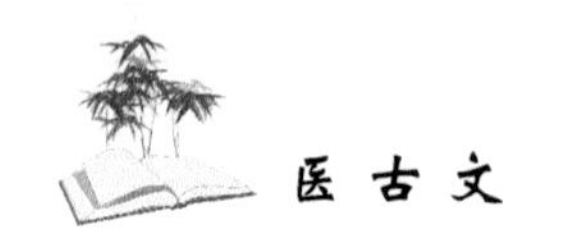

手所持药囊，曰无且囊，云秦无且所用者。针曰铍针。有小袋，曰罗星袋。有小尺，曰分脉尺。有药点之镜，曰语魅。有马口铁小筒，用以取牙，曰折脆。所作伪药，皆曰何兼。市草药，曰夹草。持竿布，卖膏药，曰货软。作道妆僧服，曰游方。用针，曰挑红；用刀，曰放红；撮痧，曰标印；艾火，曰秉离；水调，曰填冷；与人治病，曰打桩；两人合治，曰拢工；共分酬金，曰破洞；赚人财帛，曰捞爪；脱险，曰出洞。如此之类，不能悉载，略举一二焉。

走医有三字诀：一曰贱，药物不取贵也；二曰验，以下咽即能去病也；三曰便，山林僻邑仓卒即有。能守三字之要者，便是此中之杰出者也。

走医有四验，以坚信流俗：一取牙；二点痣；三去翳；四捉虫，皆凭药力。有四要：用针要知补泻；推拿要识虚实；揉拉在缓而不痛；钳取在速而不乱。志欲敖，礼欲恭，语欲大，心欲小。持此勿失，遂踞上流。

药上行者曰顶，下行者曰串，故顶药多吐，串药多泻。顶、串而外，则曰截。截，绝也，使其病截然而止。按此即古汗、吐、下三法也。然有顶中之串，串中之顶，妙用入神，则又不可以常格论也。

药有常用之品，有常弃之品，走医皆收之。病有常见之症，有罕见之症，走医皆习之。故有二难，曰：用药难、识症难。非通乎阴阳，察乎微妙，安能使沉疴顿起，名医拱手？谁谓小道不有可观者欤！然今之煦煦然唯利是求、言伪而辨者，开方则笔似悬槌，临症则目如枯炭，直谓之医奴可耳，此走医之罪人也。

药有异性，不必医皆知之，而走医不可不知；脉有奇经，不必医尽知之，而走医不可不知。用奇乘间，一时之捷径也；得心应手，平日之功用也。古人出则行道，入则读书。盖医学通乎性命，知医则知立命，而一切沴戾不能中之，可以却病延年。否则己身之厄不能免，又焉能救人之危耶！

医本期于济世，能治则治之，不必存贪得之心。近率以医为行业，谓求富者莫如医之一途。于是，朋党角立，趋利若鹜，入主出奴，各成门户。在延医者，每以病试医；在为医者，又以药试病，彼此茫然，迄无成效。幸而偶中，则伪窃标榜。走医之术，类聚既非，乡里论道，罕见精微。惟各挟一长，以遨游逐食，忌则相贼，合则相呼，如雀隼之交，欢诎莫定。有如此者，勿读吾书！

药有最验者，曰丹头，即劫剂是也，病除后，必不可再用。走医多挟此以博效，人每诧为神奇。病后再求余药，则授以丸药，谓可除余疾也。不知此即药肆中所弃之根渣，不论寒、热、温、和，辄取而锉制为丸，以贱售而贵取，所谓“捞爪”是也。有似此者，勿读吾书。

医者意也，用药不如用意，治有未效，必以意求。苟意入元微，自理有洞解，然后用药，无不立验。今则每恃祖方为长技，用而偶验，则留根不除，俟再发而再获也。用而不验，则率用猛毒之药以攻之，所谓下杀手也。在实症或间有转机，而虚损之人，不且立毙乎？不知全在平日用心之讲求也。若终岁群居科诨，入市招摇，贪饕沉凶，不知潜心理道者，勿读吾书。

截法中，有点金药、拦江网、八面锋。如鲫鱼霜、中分散、截骨移毒，皆点金药也。黄鹤丹、青囊丸，皆拦江网也。兑金、鲤鲮，皆八面锋也。俱不可不知。

走医于内科有变病法，如药脾丸中之用木瓜露，以闭溺窍；掩月散中之用鲤脊鳞，以遮瞳神；取贝母中之丹龙睛，以弛髓脉；剔刺猬中之连环骨，以缩骨筋。外科则用白朱砂以种毒，蛇蕈灰以种疮，即九种十三根之类。更有合扁豆膏以留疟，曼陀酒以留癫，甚则醉兽散之可以病牛马，金针丸之可以困花木，种种不仁，愈降愈甚，良由操技不精，欲藉此遂其罔利之心耳。此书虽尽删其法，而不能尽绝其传也。故述其大概，使后来者知所免焉。

以上十二条，从丁氏八千卷楼所藏钞本补入。所论确有见地，且举其弊而胪列之，足为殷鉴，实不忍使其湮没不传也。迈孙再识。（《串雅·内篇·绪论》）

探究活动

阅读资料链接，探究古代走方医的用药特点。联系现实，探究国家为了解决老百姓“看病难、看病贵”的问题，曾经做过哪些努力？请写一篇调研报告。

《丁甘仁医案》序

学习目标

1. 查找资料，讲述丁甘仁生平事迹，探究其学术思想和医学人文精神。
2. 阅读文章，探究序言蕴含的医学思想和观点。

文章导读

选自《丁甘仁医案》，上海科技出版社 2001 年版。孟河医派名医丁甘仁生前业已名声大噪，他于 1926 年 8 月 6 日病逝于上海。《丁甘仁医案》是丁甘仁逝世后，其孙丁济万编撰的生前医案，刊于 1927 年。卷一到卷六是关于内科杂病、时病，卷七关于妇科病，卷八关于外科病，医案收载病案 400 多例。出版之际，为医案作序之人有许半龙、秦伯未、王仲奇、曹颖甫、陶可箴、王蕴章、夏绍庭、马福祥等，其中许半龙、陶可箴、曹家达、秦伯未四人是丁甘仁弟子，属孟河医派传人，另附曹家达撰写《丁甘仁别传》一篇。它们是研究丁甘仁和相关历史人物生平及学术思想的重要文献。

这里选文分别是秦伯未、曹颖甫二人的序言。

重点字词

六经病、易箦、正音遽寂、同侪、牴牾、剞劂

秦　序

丁卯冬仲，秉臣[1]世兄辑录甘仁师医案，问序于余。余再拜受之。今世之所谓名医者，有三术焉。见病势较重，即多防变推诿之辞，为日后愈则居功，变则诿过之地，此其一也；专选平淡和平之药，动曰为某方所增损，以博稳当之名，可告无罪于天下，此其二也；和颜悦色，温语婉词，动效奴仆之称，求媚于妇女庸愚之辈，使其至死不悟，此其三也。三者之外，求见理明决，处方活泼，进而预定病势之吉凶，先言愈期之早暮者，百不得一焉。乃举世悠悠，孰分泾渭之日，于海上得丁师甘仁，师于黄帝、岐伯、越人、元化之书，既多心得，而尤致力于仲景古训。尝谓医有二大法门，一为《伤寒》之六经病[2]，一为《金匮》之杂病[3]，皆学理之精要，治疗之准则。更旁及刘、李、朱、张、天士、孟英辈，历代专集，比拟考求，发明其奥[4]。盖不以术豪，而独以积学自高。宜其别病处方，展指上阳春，而沉寒忽散；泼壶中甘露，而元气顿光。有若洞垣之照，大还之丹，孟渎海滨，咸化为春台寿域[5]矣。不幸去岁以微疾易箦[6]，大吕黄钟，正音遽寂；茫茫宇宙，大觉[7]焉求。平居又以诊务纷繁，著述鲜少，所存者，仅《喉科概要》一卷而已。门生故旧嗟叹之余，因倩文孙秉臣世兄，逻辑历年医案，以资流传。秉臣世兄，宿承家学，临诊多时，其收集者，自当较同侪富且稽也。虽然[8]，先大父又词公以文学之暇，攻研医籍，名被浦江东西，召楼奚丈铸翁曾作读《内经》图赠之，迄今弃养垂十载，乡人士遇疾苦，犹有称道之者，家藏医案盈尺[9]，余仅辑数十纸，刊诸医学杂志，久欲

问题磁场

文章对丁甘仁的用药特点如何评价？

问题磁场

文章如何从历史比较的角度阐明了丁甘仁先生医术的高超？

付刊专集，未能偿愿，以视秉臣世兄之孝思，不禁又兴手泽之悲矣。

门弟子上海秦之济伯未甫敬撰

[1] 秉（bǐng）臣：指丁济万，近代医家，名秉臣，出生于上海，他是丁甘仁长孙。

[2]《伤寒》之六经病：《伤寒论》将疾病分成六类，即“太阳病”“太阴病”“少阴病”“少阳病”“阳明病”“厥阴病”。

[3]《金匮》之杂病：这里指《金匮要略》中涉及的伤寒、温病以外的多种疾病。

[4] 发明其奥：发现明了其中的奥秘。

[5] 春台寿域：“春台”典出《老子·道经·二十章》，“众人熙熙，如享太牢，如登春台”，指春日登眺览胜之处。“寿域”典出《汉书》“驱一世之民济之仁寿之域”，后以“寿域”指人人得尽天年的太平盛世。

[6] 易箦（zé）：更换床席，指人之将死。

[7] 大觉：佛教语，谓正觉。

[8] 虽然：即使这样。

[9] 盈尺：形容地方非常狭小。

曹　序

予之得交甘仁先生也有年矣，先生尝曰：道无术不行。昔固闻而疑之，窃谓江湖术士，有时自秘其长，以要人重币，医虽小道，为病家生命所托，缓急死生，间不容发，何处可用术者？先生曰：是有说焉，昔者卞和得良璞，献之荆台，楚王以为燕石也，三献不受，卒刖卞和之足[10]。齐王好竽，雍门子抱琴立于王门，三年不得见。夫雍门子之琴诚善矣，其如王之不好何[11]？夫交浅言深，取信良难，况在死生存亡之顷，欲求速效，授以猛剂，则病家畏；素不相习，漫推心腹，则病家疑；疑与畏交相阻，虽有上工良剂，终以弃置不用。呜呼！此亦荆台之璞，王门之琴，卞和、雍门子所为痛心者也。闻古之善医者，曰和曰缓[12]，和则无猛峻之剂，缓则无急切之功。凡所以免人疑畏而坚人信心者，于是乎在。此和缓之所以名，即和缓之所以为术乎！先生之言如此，可以知所尚矣。嗟夫！自金元四家而后，各执仲景一偏，以相牴

问题磁场

文章举了哪些例子来说明“道无术不行”的思想？

牾[13]，异说蜂起，统系亡失；叶、薛以来，几于奄忽不振。先生愀然忧之，每当诊治，规定六经纲要，辄思求合于古。故其医案，胸痹[14]，用栝蒌薤白；水气[15]，用麻黄附子甘草；血证见黑色，则用附子理中；寒湿下利，则用桃花汤[16]；湿热则用白头翁汤；阳明腑气不实，则用白虎汤[17]；胃家实，则用调胃承气；于黄瘅，则用栀子柏皮；阴黄则用附子。虽剂量过轻，于重症间有不应，甚或连进五六剂，才得小效。然此即先生之道与术，所以免人疑畏者也。先生自去岁归道山[18]，文孙济万，将举而付之剞劂[19]，问序于予，予率性婞直，宁终抱卞和之璞，雍门之琴，以待真赏，于先生遗说，背负良多，爰[20]略举大凡，俾读先生医案者，得以考焉。

丁卯冬十一月颖甫曹家达谨序

问题磁场

结合自己掌握的专业知识，分析文章中提出的医学观点和所开药方的合理性。

[10] 昔者卞和得良璞（pú），献之荆台，楚王以为燕石也，三献不受，卒刖卞和之足：典故出自《韩非子·和氏》。荆台，古楚国著名高台；燕石，指燕山所产的一种类似玉的石头。

[11] 齐王好竽（yú），雍门子抱琴立于王门，三年不得见。夫雍门子之琴诚善矣，其如王之不好何:“雍门鼓琴”典故出自《说苑》。

[12] 曰和曰缓：这里是指秦国医缓、医和。

[13] 牴牾（wǔ）：矛盾。

[14] 胸痹（bì）：胸部闷痛之类的疾病。

[15] 水气：指水肿。

[16] 桃花汤：中医方剂名。

[17] 白虎汤：中医方剂名，出自《伤寒论》。

[18] 道山：仙山，意思是逝世。

[19] 剞（jī）劂（jué）：雕刻用的刀具，这里指出版付梓。

[20] 爰（yuán）：引证。

巩固练习

一、选择题

1. “金匮之杂病”中，解释错误的一项是（　　）。

A. 金匮：指《金匮要略》

B. 杂病：除了外感病之外，还有五脏六腑的疾病

C. 金匮：指张仲景的著作

D. 杂病：指疑难杂症

2. 关于“有若洞垣之照，大还之丹，盂渎海滨，咸化为春台寿域矣”，解释错误的一项是（　　）。

A. 咸：都　　B. 洞垣之照：典故出自《扁鹊传》

C. 盂渎：盂河　　D. 寿域：坟墓

3. “此亦荆台之璞，王门之琴，卞和、雍门子所为痛心者也”中，解释错误的一项是（　　）。

A. 璞：含玉的石头

B. 荆台：古代楚国的著名高台

C. 这两个典故意在说明“疑”和“畏”是医家用药之掣肘

D. “卞和”典故最早出自《史记》

4. “每当延医，规定六经纲要，辄思求合于古”中，解释不正确的一项是（　　）。

A. 延：请

B. 六经：《诗》《书》《礼》《易》《乐》《春秋》

C. 求合于古：与古方相合

D. 辄：就

5. “自金元四家而后，各执仲景一偏，以相牴牾”中，说法不正确的一项是（　　）。

A. 金元四家：金元四大家

B. 牴牾：矛盾

C. 仲景：张仲景

D. 金元四家包括刘完素、张景岳、李东垣、朱丹溪

二、填空题

1. 为《丁甘仁医案》作序的人当中，其门下弟子有____________________。

2. “荆台之璞，王门之琴”，典故中的主人公分别是________和________。

3. “道无术不行”是___________的观点。

4. “举而付之剞劂”中“剞劂”是指____________________。

5. “俾读先生医案者”中“俾”是指____________________。

三、翻译题

1. 有若洞垣之照，大还之丹，盂渎海滨，咸化为春台寿域矣。

2. 夫交浅言深，取信良难，况在死生存亡之顷，欲求速效，授以猛剂，则病家畏；素不相习，漫推心腹，则病家疑；疑与畏交相阻，虽有上工良剂，终以弃置不用。

3. 自金元四家而后，各执仲景一偏，以相牴牾，异说蜂起，统系亡失；叶、薛以来，几于奄忽不振。

4. 虽剂量过轻，于重症间有不应，甚或连进五六剂，才得小效。然此即先生之道与术，所以免人疑畏者也。

四、问答题

1. 阅读文章，简述丁甘仁先生的学术思想和医学精神。

2. 查找资料，简述文章所列举医方的合理性。

3. 列举文章援引的医学人物，并说明他们的主要医学贡献。

资料链接

马　序

丁甘仁先生，孟河名医也，孟河故医学渊薮，而先生独超。其再传至济万君，箕裘弗替，衣钵克承，以祖庭心法之所得，分门别类，列为医案，公诸当世，悬壶申江者有年矣。丁卯夏，仆漫游沪上，一见如故，名下无虚，察色观象，应手回春，斯固颖悟华琳，似饮上池之水，薪传橘井，厌窥中古之书者矣。嗣出所辑思补山房医案见示，属为之序文。夫医之为术，济世活人，而世往往视为神秘，深隐莫测，如佛家之心印，道家之口诀，致使数千年之医学，竟尔失传。至如扁鹊、华佗之流，史存其文，术亡其旧，于是西医以解剖之精，研几之审，起而代之，而中华医术，势将为时代之落伍者，良可慨也！济万君有鉴于此，感喟而兴，振乃祖之心得，付梨枣而遍观，成一家之言，为万世之方，析疑辨难，矫末俗之肤受，苦心勤求，挽既失之国粹，此盖为耶之慈善，墨之博爱，而吾儒之所谓仁者爱人者也。甘仁先生后起有人，精灵万古，于兹益信已。

丁卯嘉平月上浣日陇右马福祥序

王序一

古方书之见于着录者，有长桑君之禁方，葛洪肘后救卒方，陶弘景补肘后救卒备急方，孙思邈之千金方，及华佗漆叶青粘之散，素女玉机金匮之藏，片羽吉光，珍为秘笈。盖医之有方，犹吏之有课，史之有评，诗之有品，书之有断，于以考镜得失，钩稽利病，非徒重空文以自见者比也。周礼医师岁终则稽其医事，以制其食，十全为上，十失一次之，十失二又次之，十失三更次之，十失四为下。所谓稽其医事者，度亦去其方案，以验其成绩之良否耳。宋代编名方，颁行天下郡国，述时疫之状，至为纤悉。庆历中，范文正达言自京师以逮四方，学医之人，皆聚而讲习，以精其术。黜庸谬，拯生灵，倬然为治道之助，其重视医术，犹不失周礼之遗意。夫医之为道，至精且专，病者托其生命于医师之手，呼吸之间，生死以之，故有不为良相之喻。叔季以还，学术衰落，不独于医道然也，而脉不审枢阖，味不辨咀，昧帷中之十指，忘涪上之六微，形上也而形下示之，陈陈相因，恬不为怪。试过夫一之市，彼家和缓而户岐区者，上者浮光掠影，幸而有瘳，自矜首功，不幸而否，亦不任咎，若是者，其用心至巧，而其弋大名也亦至速。下焉者则直冥途埴，如大匠之操刀而割耳。苟有能著书立说，本其平日学识经验所得，明诏当世，以共事切磋者，则且心折而目笑存之，然而卒亦不数数觏，盖医道之难能而可贵也如此。余频季客海上，习习闻丁甘仁先生之名，客夏旧患便血症大剧，镇海金君雪塍语余，非求治于丁先生不可，因为预言其处方治病事甚悉，乃驱车往访，至则遇先生于门，盖已日旰罢诊矣。越数日而讣至，匆匆一面，竟成千古，自怅求益之晚。嗣乞其文孙济万诊断，不一月而所患若失。济万之学，一出先生，过从既数，辄因济万而思及先生，以未得亲炙为憾。一日，济万出所集先生方案示余，以墨首之文相属。余受而读之，恍若亲承先生之绪论，证以金君所言，又往往而合，夙昔怀想，为之大慰。夫医非三世不专，非九折不精，先生之矫然自异，济万之恪守祖德，皆晚近所罕见，丁氏之以医世其家也有以哉！昔扁鹊之治病也，饮药三十日，视见垣一方，与科学家之所谓爱格光者，照人脏腑，洞见症结，将毋同？济万虚中劬学，锲而不舍，行且媲美昔贤，宁止发扬家学，聊于此书，一发其凡。若夫先生之勤味道腴，术擅活人，则精于医者，类能道之，毋余之赘言云。

丁卯十有一月元吉西神王蕴章谨序于秋平云室

夏　序

医何尚乎有案，案何尚乎有方。方者，效也；案者，断也。案有理有法，穷其因，详其证，而断以治；方有君有臣，有正有反，有奇有偶，因其过，去其偏，而持乎平，平即治，治即愈矣。慨自长沙以降，名贤如鲫，著述之多，更仆难尽。至于今日，读者不暇举其名目，遑论其所说哉！即其说也，亦复各持一端。善于此者毁于彼，主于此者奴于彼。而更句繁语叠，篇重简复，片言可尽，累卷难穷。虽妙语如环，动人耳目，而清谈徒尚，无补实用。论不能必其有用，用不能必其有效，徒使学人目眩耳迷，徘徊歧路，尽信书则不如无书。以有涯之生，致无穷之学，其不殆者寡矣。博以求约，信而有征，则医案是尚。盖医案之作，因证求因，以因求治，因治制方，以方观效。其效也，如鼓应桴；其不效也，如日月之食。非可以空言搪塞，敷语维持也。后之学者，按图以索，亦步以趋，损益成法，错纵新意，因规矩以成方圆，举一隅而得三反，其用宏，其效著矣。案之佳者，首推清代，徐、尤、叶、薛，各有专精。宅诵家传，奉为鸿秘。惟精于此者拙于彼，癖于补者难于攻，殆所谓专精易深，众善难求者欤。甘仁丁先生，系出孟河，孟河固多名医。先生耳目所及，取精撷华，益复上追古人，穷研至理，熔古铸今，内外兼善。盖无病而不治，无治而不痊者也。悬壶海上，户限为穿，社会推为良工，医界让为巨擘。绍庭几席追陪，谬承知己，谊同昆季，进于友师，磨琢切磋，获益无既。惜乎仁者不寿，先生遽归道山，马首难瞻，他山莫助，此绍庭所为嘻吁流涕者也。乃者先生文孙济万，克承先志，收辑遗案，编订成书。以资后学之观摩，以作同道之借镜，意至善也。辱承不弃，索序于余，惭余无学，不足以序先生，惟以为医案之关系医道也如此其巨，而先生之学问，为绍庭所深知，则此编之有益于同道、于后学，盖无待乎烛照数计而龟卜矣。是为序。

丁卯年冬月应堂夏绍庭谨撰

王序二

阴阳五行，参伍错综，迭相为用，气有偏胜，故理有扶抑。其间轻重疾徐，酌其盈，剂其虚，补其偏，救其弊，审察乎毫厘之际，批导乎郤窾之中，盖戛乎其难哉。

先生以孟河宿学，为歇浦良师，其根柢之深，经验之富，固不待赘言。文孙济万来汇先生遗案成帙，将寿诸枣梨，征序于余。余笑曰：是殆以管蠡之见，窥天而测海也。虽然，余尝与先生相会诊，见其虚衷抑己，恒心折焉。今读其所遗医案，信乎先生之学，真能明阴洞阳。酌其盈，剂其虚，补其偏，救其弊，而有功于后学也。非根柢之深，经验之富，其孰能与于斯。

丁卯十月古歙王仲奇谨撰

许　序

半龙自毕业于中医专校，即束装还芦墟。乙丑春，丁师驰书相招，俾于广益善堂施诊。半龙自顾学识谫陋，惴惴如不胜。无何，千顷堂书肆索予《外科学大纲》，将以付之剞劂。予固不敢自信，因即就正丁师。师慨然曰：予自寓沪以来，从游者不下数百人，而于外科一道，研求者盖寡，今是编行世，不独为吾门光，抑亦造福于病家

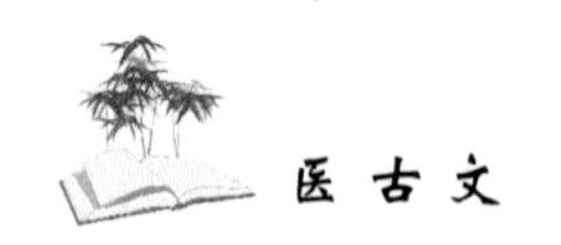

者，殊匪浅鲜也。越日，丁师为序文，辞意深挚，多所奖借。明年六月，半龙以避暑，暂归乡井，丁师即于月杪谢世，呜呼，可悲也已！今岁冬，文孙济万，将丁师外科医案，属为参校，予性疏懒，请谒之日常少，丁师乃不以为慢而优容之，又从而褒许之，今几日耳，深情浓貌，犹在目前，而丁师之墓草宿矣，然则予之不能已于言者，盖不惟泰山梁木之悲，亦聊以存知己之感也。

丁卯十一月弟子许半龙敬书于中医专校

陶　序

昔者淳于意尝自录治验，上之史氏，以示治病之要，乃后世医案之嚆矢也。元明以降，此风大炽，而可传之作，寥若晨星。迫于近今，更渺不可得。盖驳杂而不醇，验与不验，不复计焉。而箴于海上，乃得丁师甘仁，师上追轩岐之奥旨，中发仲景之原理，晚得叶、王之治法，实昏夜之烛，空谷之音也。惜以诊务纷繁，席无暇暖，著作甚鲜，所存者惟医案数卷而已。文孙济万世兄，绳武祖德，不忍见手泽之湮没，校雠付刊，嘉惠后学。其功诚不浅，而吾师之作，自此传矣。箴椎鲁无文，不敢赞一辞，敬缀数言，聊志景仰云尔。

丁卯季秋门人陶可箴谨序

丁甘仁先生别传

丁君甘仁殁后，予既据生平实录，为之撰述家传。然先生良医也，以先生之绪论，为予所得闻者，及今不为论次，后将无有知者矣，为作别传云。

甘仁先生既卒业于其乡，初行道于苏州，无所合，复东行之海上，乃大行。既而问业于汪莲石，汪令治伤寒学，于舒氏《集注》，最有心得。由是凡遇杂证，辄先规定六经，然后施治。尝谓脑疽属少阴，发背属太阳，皆不当误投寒凉，此其大较也。又善《易》理。尝语予曰：夏至一阴生，易象为姤嗣，是阴气渐长，中阳渐虚，阳散于外，阴守于内，设持循而不乱，足以抵御天阳，当无暑热之病。设或过于饮冷，中阳不支，乃有洞泄寒中，及寒霍乱诸证。予因是悟附子理中及通脉四逆方治。冬至一阳生，易象为复嗣，是阳气渐长，里阴渐薄，阴寒在外，伏阳在内，设固闭而不耗，足以抵御寒气，则必无伤寒重证。惟妄为作劳，阴液散亡，阴不胜阳，乃有冬温之病。予是以悟少阴有大承气及黄连阿胶方治。予曰：善。先生于治病方药，知无不言，言无不尽。其论疔毒曰：热毒暴发，头面为重，甚有朝发而夕死者，乡村求药，去城市辽远，一时不及措手，惟有速取野菊叶，捣汁饮之，渣涂患处，消肿最速，予向者于吴姓验之。又曰：凡湿毒在里之证，正当祛之出表。但既出于表，宜重用大小蓟、丹皮、赤芍，以清血分余毒，不独外疡为然，即历节风亦无不然。是说也，予近于戴姓妇人验之。又曰：凡心痛不可忍者，急用乳香、没药，酒水合煎，可以立止。

是说也，予于江姓缝工验之。又尝言吴又可《温疫论》，最得仲景微旨，予问其故，先生曰：太阳篇云，本发汗而复下之，此为逆也，若先发汗，治不为逆。本先下之，而复汗之，为逆，若先下之，治不为逆。

由前之说，则伤寒之治法也；由后之说，则温热之治法也。予治夏秋之交热病，亦屡验之。今先生往矣，惜乎相见日浅，绪论无多。故即夙昔所闻者，着之于篇，俾后生小子，知吉光片羽之大可珍惜焉。

丁卯冬十二月世愚弟曹家达拜撰

探究活动

阅读《丁甘仁医案》的序言及别传，探究丁甘仁对孟河医派学术思想、人文精神的发扬光大作出了什么贡献。学习成果请做成 PPT，在班级汇报交流。

基础知识

音 韵

音韵学也叫“声韵学”，是研究汉语语音古今发展变化的一门学科。它是中国传统小学的一个门类。中国传统小学（语言文字之学）包括文字、音韵和训诂三个方面。因为汉字不是表音文字，所以我们研究古代语音，也就是音韵，只有根据历代已有的音韵学知识、汉字注音（反切）、韵文、古代译音、方言等去探究语音的历史变化。对于我们学习医古文而言，主要能够通过掌握古今语音变化的知识，更好地明句读、知文义。

一、上古音韵

先秦两汉时期的语音，以《诗经》语音为代表；中古时期也就是魏晋南北朝至唐宋时期的语音，以《切韵》为代表；近古时期即元明清时期的语音，以《中原音韵》为代表。

（一）上古声母

上古时期，汉语声母与中古、近古以及现代汉语相比，有一些特殊规律，主要是“古无舌上音”和“古无轻唇音”。这两个观点是清代学者钱大昕提出来的。

“古无舌上音”，通俗一点讲，也就是在上古时期，像“知”“吃”“师”这些字的声母和“定”“特”是大体相当的。例如，《马王堆帛书》：“千里之行，台于足下。”在这里，“台”通“始”。又如，“单”这个字有两个读音“dān”和“shàn”，其中“shàn”这个音就是后来从“dān”分化而来，“dān”保留了上古音的特点。

“古无轻唇音”就是在上古，没有如现代汉语“非敷奉微”声母的清唇音，分别归到“帮滂并明”。例如，“阿房宫”中“房”读成“旁”，就是保留了“古无轻唇音”的特点。又如，《素问·五运行大论》：“帝曰：冯乎？岐伯曰：大气之举也。”这里“冯”通“凭”，它们的声母在现代汉语中一个为“f”，一个为“p”，但在上古都一致，读成重唇音，与“滂”一样。

此外，关于上古声母，还有娘、日二纽归泥说（章炳麟提出），喻三归匣、喻四归定说（曾运乾提出），这里不详细介绍。

上古汉语声母，学界一般认为有七种类型，如表 2 所示。

表 2　上古汉语声母

<table>
<tr><td>唇音</td><td colspan="2">帮（非）</td><td>滂（敷）</td><td>并（奉）</td><td>明（微）</td><td></td><td></td></tr>
<tr><td>舌头音</td><td colspan="2">端（知）</td><td>透（彻）</td><td>定（澄以）</td><td>泥（娘）</td><td></td><td>来</td></tr>
<tr><td>舌上音</td><td>章</td><td>昌</td><td>船</td><td>书</td><td>禅</td><td>日</td><td></td></tr>
<tr><td>齿头音</td><td colspan="2">精
心</td><td>清</td><td>从
邪</td><td></td><td></td><td></td></tr>
<tr><td>正齿音</td><td>庄</td><td>初</td><td>崇</td><td>生</td><td>俟</td><td></td><td></td></tr>
<tr><td>牙音</td><td colspan="2">见</td><td>溪</td><td>群</td><td>疑</td><td></td><td></td></tr>
<tr><td>喉音</td><td colspan="2">影</td><td>晓</td><td>匣（云）</td><td></td><td></td><td></td></tr>
</table>

（二）上古韵母

上古汉语韵母主要是根据押韵诗文、方言存留古音、汉语译文以及语音构拟等材料归纳出来的。一般分为阴声韵、阳声韵、入声韵三大类，如表 3 所示。

表 3　上古汉语韵母

类别	阴声韵	入声韵	阳声韵
第一类	之部 [ə]	职部 [ək]	蒸部 [əŋ]
第二类	幽部 [u]	觉部 [uk]	冬部 [uŋ]
第三类	宵部 [ɑ]	药部 [ɑk]	
第四类	侯部 [ɔ]	屋部 [ɔk]	东部 [ɔŋ]
第五类	鱼部 [a]	铎部 [ak]	阳部 [aŋ]
第六类	支部 [e]	锡部 [ek]	耕部 [eŋ]
第七类	歌部 [ɐi]	月部 [ɐt]	元部 [ɐn]
第八类	脂部 [ei]	质部 [et]	真部 [en]
第九类	微部 [əi]	物部 [ət]	文部 [ən]
第十类		缉部 [ip]	侵部 [im]
第十一类		叶部 [æp]	谈部 [æm]

（三）上古声调

中古汉语的调类有四个，即平上去入。上古汉语声调到底有几类？调值是怎样的？众说纷纭。但古今声调变化有如下几个规律。

1. 平分阴阳。

古清声母的平声字今读阴平，古浊声母的平声字今读阳平。

2. 浊上变去。

即全浊上声变去声。

3. 入派三声。

即全浊声母变阳平，次浊声母变去声，清声母变上声。

入声字在现代汉语中已经消失，要掌握古代汉语中哪些字是入声字，可以有如下方法。

（1）所有阳声韵的字不是入声字。

（2）声母是“d、b、g、z、j、zh”的阳平字是古入声字。

（3）“ue”韵母的字大多来自古入声。

（4）“uo”与“zh、ch、sh”相拼是古入声。

（5）“e”与端、精组相拼是古入声。

（6）“ie”和帮、端组相拼是古入声。

（7）“f、z、c、s”和“a”相拼是古入声。

另外，有些南方方言如粤语、闽语、客家话、吴语等，保留了入声，可以通过方言来辨识入声字。

二、中古音韵

北宋初年，陈彭年、丘雍等人奉诏令，据《切韵》及唐人的增订本对《切韵》进行了修订。修订本于宋真宗景德四年（公元 1007 年）完成，书名定为《大宋重修广韵》（简称《广韵》）。这是第一部官方修订的韵书，也是《切韵》最重要的增订本。《广韵》是一部韵书，但它只向我们展示了中古音的韵部和声调，而没有直接告诉我们中古音有多少声母和韵母。直到清代，陈澧找到了归纳反切上下字的方法——系联法，他的著作《切韵考》就是使用这一方法取得的重大成果。

（一）中古声母

根据现代音韵学研究，中古声母及拟音如表 4 所示。

表 4　中古声母及拟音

声母清浊 发音及拟音 部位			全清	次清	全浊	次浊	全清	全浊
双唇	唇	重唇	帮[p] （非）	滂[p'] （敷）	并[b] （奉）	明[m] （微）		
舌尖中	舌	舌头	端[ʈ]	透[ʈ']	定[ɖ]	泥[n]		
舌面前		舌上	知[tʂ]	彻[tʂ']	澄[dʐ]	娘[ɳ]		
舌尖前	齿	齿头	精[ʦ]	清[ʦ']	从[ʣ]		心[s]	邪[z]
舌叶		正齿	庄[tʃ]	初[tʃ']	崇[dʒ]		生[ʃ]	俟[ʒ]
舌面前			章[tʂ]	昌[tʂ']	船[dʐ]		书[ʂ]	禅[ʐ]

续表

声母清浊 发音及拟音 部位		全清	次清	全浊	次浊	全清	全浊
舌根	牙	见[k]	溪[k']	群[g]	疑[ŋ]		
零声母	喉	影[ø]					
舌根音						晓[x]	匣[ɦ] (云)
半元音					以[j]		
舌尖中	半舌				来[l]		
舌面鼻擦音	半齿				日[ɳʐ]		

表中的三十七声母和唐末宋初的三十六字母相比，唇音中少了四个，正齿音中多了五个，喉音中的韵母有分有合，数目没有增减。

（二）中古韵母

要了解中古韵母，离不开对《广韵》的研究，《广韵》的编排体例是“以四声统韵，以韵统字”。《广韵》共五卷，收字 26 194 个，平声分上下两卷，上、去、入各一卷，分为 206 韵：上平声 28，下平声 29，上声 55，去声 60，入声 34。

在《广韵》每一个韵用一个汉字来表示，音韵学上叫“韵目”，如“东”“董”“送”“屋”四个韵目就代表四个不同的韵。《广韵》206 韵基本代表中古韵母系统，如表 5 所示。

表 5　《广韵》206 韵

上平一东韵	上声一董韵	去声一送韵	入声一屋韵
上平二冬韵		去声二宋韵	入声二沃韵
上平三钟韵	上声二肿韵	去声三用韵	入声三烛韵
上平四江韵	上声三讲韵	去声四绛韵	入声四觉韵
上平五支韵	上声四纸韵	去声五寘韵	
上平六脂韵	上声五旨韵	去声六至韵	
上平七之韵	上声六止韵	去声七志韵	
上平八微韵	上声七尾韵	去声八未韵	
上平九鱼韵	上声八语韵	去声九御韵	
上平十虞韵	上声九麌韵	去声十遇韵	
上平十一模韵	上声十姥韵	去声十一暮韵	
上平十二齐韵	上声十一荠韵	去声十二霁韵	

续表

		去声十三祭韵	
		去声十四泰韵	
上平十三佳韵	上声十二蟹韵	去声十五卦韵	
上平十四皆韵	上声十三骇韵	去声十六怪韵	
		去声十七夬韵	
上平十五灰韵	上声十四贿韵	去声十八队韵	
上平十六咍韵	上声十五海韵	去声十九代韵	
		去声二十废韵	
上平十七真韵	上声十六轸韵	去声二十一震韵	入声五质韵
上平十八谆韵	上声十七准韵	去声二十二稕韵	入声六术韵
上平十九臻韵			入声七栉韵
上平二十文韵	上声十八吻韵	去声二十三问韵	入声八物韵
上平二十一欣韵	上声十九隐韵	去声二十四焮韵	入声九迄韵
上平二十二元韵	上声二十阮韵	去声二十五愿韵	入声十月韵
上平二十三魂韵	上声二十一混韵	去声二十六慁韵	入声十一没韵
上平二十四痕韵	上声二十二很韵	去声二十七恨韵	
上平二十五寒韵	上声二十三旱韵	去声二十八翰韵	入声十二曷韵
上平二十六桓韵	上声二十四缓韵	去声二十九换韵	入声十三末韵
上平二十七删韵	上声二十五潸韵	去声三十谏韵	入声十四黠韵
上平二十八山韵	上声二十六产韵	去声三十一裥韵	入声十五辖韵
下平一先韵	上声二十七铣韵	去声三十二霰韵	入声十六屑韵
下平二仙韵	上声二十八狝韵	去声三十三线韵	入声十七薛韵
下平三萧韵	上声二十九筱韵	去声三十四啸韵	
下平四宵韵	上声三十小韵	去声三十五笑韵	
下平五肴韵	上声三十一巧韵	去声三十六效韵	
下平六豪韵	上声三十二晧韵	去声三十七号韵	
下平七歌韵	上声三十三哿韵	去声三十八个韵	
下平八戈韵	上声三十四果韵	去声三十九过韵	
下平九麻韵	上声三十五马韵	去声四十祃韵	
下平十阳韵	上声三十六养韵	去声四十一漾韵	入声十八药韵
下平十一唐韵	上声三十七荡韵	去声四十二宕韵	入声十九铎韵
下平十二庚韵	上声三十八梗韵	去声四十三映韵	入声二十陌韵

续表

下平十三耕韵	上声三十九耿韵	去声四十四诤韵	入声二十一麦韵
下平十四清韵	上声四十静韵	去声四十五劲韵	入声二十二昔韵
下平十五青韵	上声四十一迥韵	去声四十六径韵	入声二十三锡韵
下平十六蒸韵	上声四十二拯韵	去声四十七证韵	入声二十四职韵
下平十七登韵	上声四十三等韵	去声四十八嶝韵	入声二十五德韵
下平十八尤韵	上声四十四有韵	去声四十九宥韵	
下平十九侯韵	上声四十五厚韵	去声五十候韵	
下平二十幽韵	上声四十六黝韵	去声五十一幼韵	
下平二十一侵韵	上声四十七寝韵	去声五十二沁韵	入声二十六缉韵
下平二十二谈韵	上声四十八感韵	去声五十三勘韵	入声二十七合韵
下平二十三覃韵	上声四十九敢韵	去声五十四阚韵	入声二十八盍韵
下平二十四盐韵	上声五十琰韵	去声五十五艳韵	入声二十九叶韵
下平二十五添韵	上声五十一忝韵	去声五十六㮇韵	入声三十帖韵
下平二十六咸韵	上声五十三豏韵	去声五十八陷韵	入声三十一洽韵
下平二十七衔韵	上声五十四槛韵	去声五十九鉴韵	入声三十二狎韵
下平二十八严韵	上声五十二俨韵	去声五十七酽韵	入声三十三业韵
下平二十九凡韵	上声五十五梵韵	去声六十范韵	入声三十四乏韵

根据现代的拟音，《广韵》韵母共有142个，这是一个庞大的韵母系统，让人不免产生怀疑。所以，有人认为《广韵》的韵母系统不是根据一时一地的实际语音记录，而是一种反映南北方言、古今语音的综合音系。不过也有人认为《广韵》音系虽然不能称为一地之音，却是一时之音的单一音系，也就是隋唐时期南北通用的雅言，即当时的读书音。

现代汉语方言学一般都是和中古音进行比较，了解中古音是学习音韵学的基础。对于学习医古文而言，我们要能够通过一些音韵学知识去掌握一些通假字、古今字语音差异较大及诗文押韵的情况。

关于近古音，以《中原音韵》音系为代表，与现代汉语比较接近，这里不详细介绍。

三、容易被误读的字

古代中医药文献中有的汉字容易被读错，原因众多，有的因为依照声旁被误读，有的因为一字多音被误读，有的因为字形相似而被误读，有的因为受方言影响而被误读。下面列举一些容易被读错的字和一些生僻字，供学习时参考。

三画

词语	正音
大黄	dà

五画

词语	正音	词语	正音	词语	正音
尻	kāo	秦艽	jiāo	穴位	xué
白术	zhú	苍术	zhú		

六画

词语	正音	词语	正音	词语	正音
创伤	chuāng	囟门	xìn	厚朴	pò
川芎	xiōng				

七画

词语	正音	词语	正音	词语	正音
佝偻	gōu	芐	hù	针灸	jiǔ
阿魏	ā	阿胶	ē	膏肓	huāng
诃子	hē	芤脉	kōu	没药	mò
否塞	pǐ	羌活	qiāng	伽蓝	qié
枳壳	qiào	连翘	qiáo	芜菁	wú jīng
芫荽	yán sui	肉苁蓉	cōng	石龙芮	ruì
马齿苋	xiàn	苎麻根	zhù		

八画

词语	正音	词语	正音	词语	正音
股肱	gōng	刳裂	kū	分泌	mì
中枢	shū	疡	yáng	杼	zhù
炙	zhì	怵惕	chù tì	怔忡	zhēng chōng
苘麻	qǐng	鸡肫皮	zhūn		

九画

词语	正音	词语	正音	词语	正音
贲门	bēn	针砭	biān	癸水	guǐ
荠菜	jì	胫	jìng	咯血	kǎ
眊	mào	脉象	mài	炮制	páo
胚胎	pēi	鹿茸	róng	涎	xián
腷臆	bì yì	黄柏	bò	荜澄茄	bì
侧柏叶	bǎi	柽柳	chēng	茯苓	fú líng
天癸	guǐ	枸杞	gǒu qǐ	毛茛	gèn
枸橼	jǔ yuán	咳逆	ké	大杼	mào
虻虫	méng	山柰	nài	荠苨	qí nǐ
茜草	qiàn	荨麻根	qián	呕哕	yuě
柘木	zhè	茺蔚子	chōng		

十画

词语	正音	词语	正音	词语	正音
哺乳	bǔ	鸱	chī	胻	héng
疽	jū	分娩	miǎn	衄	nǜ
疱	pào	衃	pēi	妊娠	shēn
眚	shěng	荼	tú	荸荠	bí qi
瘅热	dǎn	莪术	é zhú	痉挛	jìng luán
桔梗	jié	栝楼	guā	莨菪	làng dàng
莎草	suō	口㖞	wāi	痈疽	yōng jū
悁悁	yuān	癥瘕	zhēng jiǎ	娑罗子	suō

十一画

词语	正音	词语	正音	词语	正音
眵	chī	菅	jiān	脬	pāo
痏	wěi	菝葜	bá qiā	萆薢	bì xiè
日晡	bū	金匮	guì	石斛	hú
皲裂	jūn	硇砂	náo	紫菀	wǎn
菥蓂	xī mì	淡豆豉	chǐ	密陀僧	tuó

十二画

词语	正音	词语	正音	词语	正音
啻	chì	痤	cuó	皴	cūn
腓	féi	颌	hé	䐃	jùn
溲	sōu	喑哑	yīn	惴	zhuì
鸭跖草	zhí	葛根	gé	蓇葖	gū tū
蛤蚧	gé jiè	揆度	kuí duó	痨瘵	láo zhài
三棱	léng	葎草	lǜ	萹蓄	biān
飧泄	sūn	紫葳	wēi	楮实子	chǔ
酢浆草	zuò				

十三画

词语	正音	词语	正音	词语	正音
瘁	cuì	稔	rěn	腨	shuàn
痿	wěi	暍	yē	痹症	bì
腠理	còu	抽搐	chù	青蒿	hāo
蒟蒻	jǔ ruò	腽肭脐	wà nà	小蓟	jì
蜣螂	qiāng	腧穴	shù	脉频数	shuò
蓍草	shī	牛蒡子	bàng	川楝子	liàn

十四画

词语	正音	词语	正音	词语	正音
睾	gāo	病瘥	chài	瘈疭	chì zòng
豨莶	xī xiān	肯綮	qìng		

十五画

词语	正音	词语	正音	词语	正音
頞	è	踝	huái	骺	hóu
熨	yùn	蕺菜	jí	蕲蛇	qí
蕤仁	ruí	缬草	xié	天牖	yǒu
羊踯躅	zhí zhú	樗白皮	chū	代赭石	zhě
嘿嘿不欲饮食	mò				

十六画

词语	正音	词语	正音	词语	正音
瘳	chōu	薜荔	bì	燀桃仁	chǎn
橐吾	tuó	薤白	xiè	瘰疬瘿瘤	luǒ lì

十七画

词语	正音	词语	正音	词语	正音
懑	mèn	龋	qǔ	嚅	rú
濡脉	rú	螫	shì	膻中	dàn
鍉	dī	藁本	gǎo	謇塞	jiǎn
穞豆衣	lǚ	香薷	rú	䗪虫	zhè
翳	yì				

十八画

词语	正音	词语	正音	词语	正音
癞	lài	臑	nào	髂	qià
礜	yù	髃	yú	瞿麦	qú
榼藤子	kē téng				

十九画

词语	正音	词语	正音	词语	正音
齘	xiè	攒竹	cuán	羸弱	léi

二十一画及以上

词语	正音	词语	正音	词语	正音
癫痫	diān xián	蓬虆	lěi	镵	chán

研究性学习活动

序文之中谈贡献

学习目的

1. 理解序文对古代医学经典的评价和推广意义，并从中领会经典医学名著的贡献。

2. 搜集相关文献，研究医籍序文的学术价值及局限性。

3. 学会泛读与精读医学经典，了解作品概貌，为研究性学习打下基础。

学习指导

1. 确定选题。

由于传统教育观念，以及这种观念对人产生的影响，教学实践中不同程度存在着“主体性缺失”的现象。在教学过程中，教师往往包揽一切，学生很少承担自己的学习责任，不能充分地参与教学过程的管理，导致学习过程主体的虚无性。而序文研究又必须建立在对原著了解的基础上，只有了解了原著才能确定更有意义的选题，否则，会重蹈教师“包办”的覆辙。

因而，建议大家先阅读原著，结合序文去发现问题，从而在教师指导下确立要研究的课题。

2. 搜集资料。

同学们往往认为把相关的资料“弄到手”就万事大吉了，而没有注明资料的来源。对此，我们要求学生：若来源于文献资料，须注明作者、书籍（期刊）名称、出版社、出版日期、页码；若来源于网络，则须注明网站名称、日期。

另外，普遍存在的一个问题是一些同学在搜集了大量与研究方向相关的资料后，不会从资料中提取信息，确立子课题。这时，我们应该认真分析资料，按内容分类、筛选，分析其内在联系，发现问题，确立课题研究的方向和计划。

3. 合作分工。

在课题组确立后，一定要在课题组内进行分工，每个同学都有自己确定的常规工作，职责到人。分工也是根据实际情况由他们自己决定的。一般可分为组长、资料员、上网员、记录员、结题报告执笔者。其中组长负责整个组的日常工作、研究进程的确定与协调等。但也并不是一概而论，如资料员并不只是整理资料，其他的一概不管，只不过每个人工作的侧重点不同而已。整个研究还是需要全组同学共同去完成的。

4. 成果交流。

对于研究古代医学典籍的贡献，可以采用 PPT 等多媒体形式，图文并茂地展示研究成果。

学习评价

在分工明确的基础上，每个课题组应制定相应的考评制度，每次活动都对小组成员进行考评。这样，最后小组评分就有了依据。

参考选题

1. 《伤寒论》中的世界之最。
2. 《本草纲目》的医学贡献。
3. 《温病条辨》的医学贡献。
4. 张仲景的医学成就。
5. 李时珍的医学成就。
6. 某某典籍的医学贡献。
7. 某某名医的医学成就。
8. 从医籍序文看古代医学。

第五单元

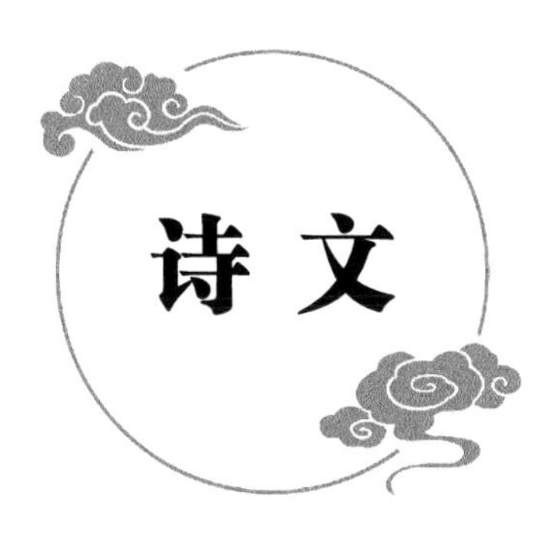

中国医药文化源远流长、博大精深，是中华民族的瑰宝。在古代，很多精通医药养生的学者在诗文中或表达医学思想，或抒发养生体悟，或感叹人生百态，或关注民生疾苦，展现出浓郁的医药古韵。

本单元所选的涉医诗文风格尤为独特，构思精妙，让人既可领略古诗词的魅力，又可感受中医药文化的韵味。

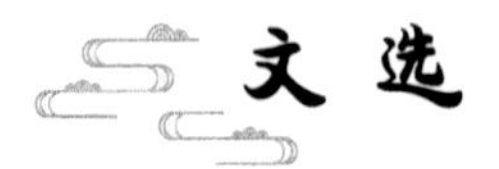
文选

《世说新语》四则

学习目标

1. 解释文章中的重点字词，分析文章主旨。
2. 探讨文章中病症的科学依据。

文章导读

这四篇文章选自《世说新语笺疏》，上海古籍出版社 1993 年版。《世说新语》是南朝时期的志人小说集，由南朝宋临川王刘义庆组织编写，又名《世说》。该书分 3 卷 36 门，其中上卷有 4 门，包括“德行、言语、政事、文学”；中卷有 9 门，包括“方正、雅量、识鉴、赏誉、品藻、规箴、捷悟、夙惠、豪爽”，上、中卷都是正面的褒扬。另下卷有 23 门，包括“容止、自新、企羡、伤逝、栖逸、贤媛、术解、巧艺、宠礼、任诞、简傲、排调、轻诋、假谲、黜免、俭啬、汰侈、忿狷、谗险、尤悔、纰漏、惑溺、仇隙”。

重点字词

虚悸、进退唯谷、挺动、贳丧、冥契、小差、豫

（一）

殷仲堪父病虚悸[1]，闻床下蚁动，谓是牛斗。孝武不知是殷公，问仲堪：“有一殷，病如此不?”仲堪流涕而起曰:“臣进退唯谷[2]。”

问题磁场

结合专业知识，讨论文中病症的科学依据。

[1] 虚悸（jì）：因虚弱引起的心跳加速、心神不宁的病症。

[2] 进退唯谷：无论是进还是退，都处在困境之中。形容

进退两难。

（二）

裴令公有俊容姿。一旦有疾，至困，惠帝使王夷甫往看。裴方向壁卧，闻王使至，强回视之。王出，语人曰：“双眸闪闪，若岩下电，精神挺动[3]，体中故小恶。”

问题磁场

结合专业知识，讨论文中病症的科学依据。

[3] 挺动：动摇，晃动，这里指精神分散。

（三）

支道林丧法虔之后，精神霣丧，风味转坠[4]。常谓人曰：“昔匠石废斤于郢人[5]，牙生辍弦于钟子[6]，推己外求，良不虚也。冥契[7]既逝，发言莫赏，中心蕴结，余其亡矣！”却后一年，支遂殒。

问题磁场

探讨文章中引用典故的意义。

[4] 法虔：支道林同窗好友，才华横溢，先支道林一年亡故。霣（yǔn）丧：同“陨丧”，指委靡不振，颓丧消沉。风味转坠：风度也日渐丧失。

[5] 昔匠石废斤于郢人：引用《庄子·徐无鬼》运斤成风的典故，说的是郢人鼻尖上溅上了一点白土，石匠挥舞斧子飞快地削掉白土却没有碰伤他的鼻子，郢人纹丝不动且面不改色。后来郢人死了，石匠失去了配合的对象，神技也就无所施展了。郢人指楚人。用于比喻神妙的技术，也需默契配合。

[6] 牙生辍弦于钟子：据《韩诗外传》记载，琴师伯牙鼓琴，一会志在高山，钟子期听后道：“巍巍乎若大山！”一会又志在流水，钟子期又道：“洋洋乎若流水！”因此，伯牙将钟子期视为知音。钟子期死后，伯牙失去了知音，于是终身不再鼓琴。

[7] 冥契（qì）：默契，这里指配合默契的人。

（四）

卫玠总角时，问乐令梦，乐云：“是想。”[8]卫曰：“形神[9]所不接而梦，岂是想邪？”乐云：“因也。未尝梦乘车入鼠穴，捣齑[10]啖铁杵，皆无想无因故也。”卫思因，经日不得，遂成病。乐闻，故命驾[11]为剖析之，卫既小差[12]。乐叹曰：“此儿胸中当必无膏肓[13]之疾！卫玠始度江，见王大将军[14]。因夜坐，大将军命谢幼舆[15]。玠见

问题磁场

结合专业知识，探讨文中病症的科学依据。

谢，甚说之，都不复顾王，遂达旦微言，王永夕不得豫[16]。玠体素羸，恒为母所禁；尔夕忽极，于此病笃，遂不起。

[8] 总角：小的时候古代未成年人把头发束成两髻，形状如角，故用“总角”指未成年时。是想：是心中所想。

[9] 形神：指身体和精神。

[10] 齑（jī）：葱、姜、蒜等佐餐物捣成的碎末。

[11] 命驾：命人驾车（前往）。

[12] 差：同“瘥”，病愈。

[13] 膏肓：中医称心脏下部为膏，膈膜为肓。称极严重的病症为“膏肓之疾”或“病入膏肓”。

[14] 王大将军：王敦，字处仲，善谈名理，历任侍中、大将军、扬州牧。

[15] 命：召，叫来。谢幼舆：谢鲲，字幼舆，在王敦手下任长史，后出任豫章太守，好玄学，擅长音乐。

[16] 说：通“悦”，喜欢。微言：精微之言。永夕：长夜，整夜。豫：通“与”，参加。

巩固练习

一、选择题

1. “强回视之”中“强”的意思是（　　）。

A. 强迫　　B. 勉强　　C. 强硬　　D. 坚强

2. “体中故小恶”中“故”的意思是（　　）。

A. 确实　　B. 所以　　C. 因此　　D. 本来

3. “牙生辍弦于钟子”中“于”的意思是（　　）。

A. 因为　　B. 以为　　C. 于是　　D. 所以

4. “无想无因故”中“因”的意思是（　　）。

A. 沿袭　　B. 原因　　C. 因此　　D. 因为

5. “卫既小差”中“差”的意思是（　　）。

A. 开小差　　B. 病愈　　C. 差遣　　D. 差错

二、填空题

1. “进退唯谷”的含义是____________________。

2. 《世说新语》是________时期的________小说集，由________组织编写。

3. “虚悸”的含义是____________________。

三、翻译题

1. 殷仲堪父病虚悸，闻床下蚁动，谓是牛斗。

2. 双眸闪闪，若岩下电，精神挺动，体中故小恶。

3. 昔匠石废斤于郢人，牙生辍弦于钟子，推己外求，良不虚也。

4. 未尝梦乘车入鼠穴，捣齑啖铁杵，皆无想无因故也。

四、问答题

1. 结合专业知识，讨论文中相关病症的科学依据。

2. 查找资料，探讨文章中引用典故的意义。

探究活动

古代小说中有哪些涉及医药的内容？请查找资料，将相关描写片段做成 PPT，在班级内交流阅读，并讨论其蕴含的中医药文化。

五律二首

学习目标

1. 解释文中重点字词，分析诗中典故的内涵。
2. 探讨诗歌中的观点对现代人行医的启示。

文章导读

选自《王安石全集》，吉林人民出版社 1996 年版。王安石（公元 1021—公元 1086 年），字介甫，号半山。北宋著名思想家、政治家、文学家、改革家。这两首诗是诗人怀念已逝的友人。

重点字词

萧瑟、齐物、宿昔、穷空

京兆[1]杜婴大醇能读书。其言近庄[2]，其为人旷达而廉清。自托于医，无贵贱请之辄往。卒也，以诗二首伤之。

[1] 京兆：今陕西西安一带，汉朝为京畿之地，魏以后划为京兆郡。

[2] 近庄：与庄子思想相近。

萧瑟[3]野衣巾，能忘至老贫。避嚣依市井，蒙垢出埃尘。接物工齐物[4]，劳身耻为身。伤心宿昔[5]地，不复见斯人。

[3] 萧瑟：萧条，这里指衣着简陋。

[4] 齐物：春秋、战国时期老庄学派的一种哲学思想。该学派认为宇宙间一切事物，生死寿夭，是非得失，物我有无，

问题磁场

查找资料，了解诗中的典故。思考诗人抒发了怎样的人生感慨。

都应当同等看待。集中反映在庄子的《齐物论》中。

[5] 宿昔：从前。

叔度[6]医家子，君平[7]卜肆翁。萧条昨日事，髣髴古人风。旧宅雨生菌，新阡寒转蓬[8]。存亡谁一问，嗟我亦穷空[9]。

[6] 叔度：东汉黄宪，字叔度，先世业医，风致高远，名重当时。

[7] 君平：严遵，字君平，西汉人。严君平一生淡泊名利，在成都市上卖卜，"日得百钱，即闭户下帘"，好周易数理和老庄哲学，扬雄少时从之问学。

[8] 新阡（qiān）寒转蓬：新坟上空有枯蓬在寒风中转动。阡，坟。转蓬，蓬草秋枯根拔，随风转动。

[9] 穷空：穷困。

巩固练习

一、选择题

1. "萧瑟野衣巾"中"萧瑟"的意思是（　　）。

A. 萧条，指衣着简陋　　B. 凄清

C. 瑟瑟发抖　　D. 宵小

2. "伤心宿昔地"中"宿昔"的意思是（　　）。

A. 留宿　　B. 从前　　C. 现在　　D. 宿醉

3. "存亡谁一问，嗟我亦穷空"中"穷空"的意思是（　　）。

A. 穷困　　B. 空洞　　C. 空乏　　D. 困窘

二、翻译题

1. 接物工齐物，劳身耻为身。

2. 旧宅雨生菌，新阡寒转蓬。

三、问答题

探讨诗歌中的观点对现代人行医的启示，并简述诗人抒发了怎样的人生感慨。

探究活动

古代有哪些诗歌与中医药文化相关？请查阅这些作品，在班级内举行一次诗歌朗诵会。

赠眼医王生彦若

学习目标

1. 解释诗中重点字词，说明诗中提到的医学专业术语。
2. 分析诗中运用的修辞手法及其作用。

文章导读

选自《苏轼诗集》，中华书局1982年版。苏轼（公元1037年——公元1101年），字子瞻，号东坡居士，眉州眉山人，唐宋八大家之一。诗人做杭州知府时，致力于卫生事业，在他笔下有许多关于医药学方面的诗句。这首诗是他目睹王彦若医生的金针拔障术之后，即席而赋。

重点字词

毛粟、锋镞、五轮、尊宿

针头如麦芒[1]，气出如车轴。间关络脉中[2]，性命寄毛粟。而况清净眼，内景含天烛[3]。琉璃贮沆瀣[4]，轻脆

问题磁场

讨论诗中运用的修辞手法及其作用。

不任触。而子于其间，来往施锋镞[5]。笑谈纷自若，观者颈为缩。运针如运斤[6]，去翳如拆屋。常疑子善幻[7]，他技杂符祝[8]。子言吾有道，此理君未瞩。形骸一尘垢[9]，贵贱两草木。世人方重外[10]，妄见瓦与玉。而我初[11]不知，刺眼如刺肉。君看目与翳，是翳要非目。目翳苟二物，易分如麦菽[12]。宁闻老农夫，去草更伤谷。鼻端有余地[13]，肝胆分楚蜀[14]。吾于五轮[15]间，荡荡见空曲。如行九轨道，并驱无击毂[16]。空花谁开落[17]，明月自朏朒[18]。请问乐全[19]堂，忘言老尊宿[20]。

[1] 针头如麦芒：形容针头锋利。

[2] 间关络脉中：形容运针就如车行于络脉之中。间关，车行之声。络脉，十二经与任、督二脉各自别出一络，加上脾之大络，共有十五络脉。

[3] 内景含天烛：眼睛可以摄受外界的影象。天烛，天然的光明。

[4] 沆（hàng）瀣（xiè）：清露，形容眼球里的晶状体。

[5] 锋镞（zú）：刀尖曰锋，箭头曰镞，这里是指针尖。

[6] 运斤：挥动斧头砍削，比喻技艺的高超，典出《庄子·徐无鬼》。

[7] 善幻：长于幻术。

[8] 符祝：迷信的治病方式。祝，通“咒”。

[9] 形骸（hái）一尘垢：形体百骸如同一堆尘垢，没有贵贱的区别。

[10] 重外：这里是说世人热衷于身外之物，如金钱名利。

[11] 初：根本，全然。

[12] 菽（shū）：豆类之统称。

[13] 鼻端有余地：形容技艺高妙，能于狭窄处见身手。

[14] 肝胆分楚蜀：肝胆之间判然可分为楚和蜀，都是技艺高超的意思。

[15] 五轮：中医眼科把眼分为肉轮、血轮、气轮、风轮、水轮，称五轮。

[16] 击毂（gǔ）：撞击车轮。毂，车轮中心的圆木。

[17] 空花谁开落：《楞严经》载“亦如翳人，见空中花。翳病若除，花于空灭”。

[18] 朏（fěi）朒（nǜ）：新月之光。连上两句解释，即治疗眼翳，不过顺其自然之道而已。

[19] 乐全：王彦若乃乐全先生门下医。

[20] 尊宿：德高望重的先辈。

巩固练习

一、选择题

1. “间关络脉中，性命寄毛粟”中对“毛粟”的理解不正确的一项是（　　）。

A. 形容针尖的细小　　B. 细微的方面

C. 微小　　D. 众多

2. 文中“五轮”的意思是（　　）。

A. 轮子

B. 五个方面

C. 五种纹路

D. 中医眼科把眼分为肉轮、血轮、气轮、风轮、水轮，称五轮。

二、翻译题

1. 针头如麦芒，气出如车轴。间关络脉中，性命寄毛粟。

2. 笑谈纷自若，观者颈为缩。运针如运斤，去翳如拆屋。

3. 常疑子善幻，他技杂符祝。

三、问答题

讨论诗中运用的修辞手法及其作用。

探究活动

苏东坡诗文中有很多涉医内容，请查找资料，以“苏东坡与中医药”为题，写一篇作文，文体不限。

求医诊脉

学习目标

1. 解释文章重点字词，分析文章主旨。
2. 讨论作者对求医诊脉的态度。

文章导读

本篇选自《东坡养生集》，齐鲁书社 1997 年版。这部书是明末文人王如锡汇集宋代文豪苏轼杂著中有关闲适颐养的内容而成。本篇出自第二卷《方药》，本卷收录了苏轼对医药有关知识的论述。

重点字词

谒、冥漠、间

脉之难明，古今所病也。至虚有实候，而大实有羸状，差之毫厘疑似之间，便有死生祸福之异，此古今所病也。病不可不谒[1]医，而医之明脉者，天下盖一二数。骐

问题磁场

本段说明了诊脉有何重要性？

骥不时有，天下未尝徒[2]行；和扁不世出，病者未尝徒死。亦因其长而护其短耳。

[1] 谒（yè）：请求。
[2] 徒：只。

士大夫多秘其所患而求诊，求验医之能否，使索病于冥漠[3]之中，辨虚实冷热于疑似之间。医不幸而失，终不肯自谓失也，则巧饰掩非以全其名。至于不救，则曰："是固[4]难治也。"间[5]有谨愿者，虽或因主人之言，亦复参以所见，两存而杂治，以故药不效。此世之通患而莫之悟也。

问题磁场

作者如何评价求医者迷信诊脉的态度？

[3] 冥漠：隐约，模糊。
[4] 固：本来。
[5] 间：间或。

吾平生求医，盖于平时默验其工拙，至于有疾而求疗，必先尽告以所患，使医者了然知患之所在，然后求之诊。虚实冷热先定于中，则脉之疑似不能惑也。故虽中医，治吾疾常愈，吾求疾愈而已，岂以困医为事哉？

巩固练习

一、选择题

1. “无想无因故”中“因”的意思是（　　）。

A. 沿袭　　B. 原因　　C. 因此　　D. 因为

2. “固难治也”中“固”的意思是（　　）。

A. 顽固　　B. 所以　　C. 本来　　D. 固执

二、翻译题

1. 骐骥不时有，天下未尝徒行；和扁不世出，病者未尝徒死。

2. 吾平生求医，盖于平时默验其工拙，至于有疾而求疗，必先尽告以所患，使医者了然知患之所在，然后求之诊。

三、问答题

如何评价作者对“脉诊”之疑？

探究活动

根据这篇文章的观点，谈谈您对如何建立和谐的医患关系的看法，并以此为主题，小组合作，排练一场情景剧，录制成视频在网络学习平台上交流。

养　生

学习目标

1. 解释文中重点字词，分析文章主旨。
2. 探讨文中养生之道的意义。

文章导读

本文选自《东坡志林》，中华书局 1981 年版。该书所记皆为北宋年间苏轼亲身经历及其所见所闻之事，通行本为五卷，分二十九类，共二百余篇。本篇记述了苏东坡的养生之道。

重点字词

盛馔、奉传、刍豢

东坡居士自今日以往，不过一爵一肉[1]。有尊客，盛馔则三之[2]，可损不可增。有召我者，预以此先之，主人不从而过是者，乃止。一曰安分以养福，二曰宽胃以养气，三曰省费以养财。

问题磁场

探讨第一段与第二段中作者所提出的养生之道有何异同之处。

[1] 一爵一肉：喝一爵酒，吃一种肉食。爵，古代的酒器。

[2] 盛馔则三之：丰盛的饮食就增至三倍。

吾闻战国中有一方，吾服之有效，故以奉传[3]。其药四味而已：一曰无事以当贵，二曰早寝以当富，三曰安步以当车，四曰晚食以当肉。夫已饥而食，蔬食有过于八珍，而既饱之余，虽刍豢[4]满前，惟恐其不持去也。若此可谓善处穷者矣，然而于道则未也。安步自佚[5]，晚食为美，安以当车与肉为哉？车与肉犹存于胸中，是以有此言也。

[3] 奉传：恭敬地传播。

[4] 刍（chú）豢（huàn）：代指美味的肉食。

[5] 佚：通“逸”，安逸，舒服。

巩固练习

一、选择题

1. “安步自佚”中“佚”的意思是（　　）。

A. 通“逸”，安逸　　B. 同“迭”，轮流更替

C. 美，舒适　　D. 姓

2. 下列句中画线字的意思相同的一项是（　　）。

A. 安分以养福　不以物喜，不以已悲（《岳阳楼记》）

B. 吾闻战国中有一方　不能称前时之闻（《伤仲永》）

C. 夫已饥而食　虽有嘉肴，弗食（《虽有嘉肴》）

D. 晚食为美　吾妻之美我者，私我也（《邹忌讽齐王纳谏》）

二、翻译题

1. 主人不从而过是者，乃止。

2. 一曰无事以当贵，二曰早寝以当富，三曰安步以当车，四曰晚食以当肉。

探究活动

如果常州东坡公园将举行一次中医养生文化节，请查阅相关文献，以“苏轼与养生文化”为主题，写一篇宣传文案。

词二首

学习目标

1. 解释这首词中的重点字词和涉及的药名。
2. 分析词人的思想感情。

文章导读

选自《辛弃疾词全集详注》，新疆人民出版社 2000 年版。作者辛弃疾（公元 1140—公元 1207 年），南宋词人。原字坦夫，改字幼安，别号稼轩，历城（今山东济南）人。其词多抒发恢复国家统一的爱国热情，倾诉壮志难酬的悲愤，也有不少吟咏祖国大好河山的作品。辛弃疾的药名词《定风波》二首大约写于南宋淳熙十五年（公元 1188 年）。

重点字词

膏肓、汗漫、仄月、平章、惭

定风波·用药名招婺源马荀仲游雨岩马善医[1]

问题磁场

这首词中涉及的药物有什么功效，表达了词人什么思想感情？

山路风来草木香[2]，雨余凉[3]意到胡床。泉石膏肓吾已甚[4]，多病，提防风月费篇章[5]。

[1] 婺（wù）源：江西县名。雨岩：在今江西永丰县博山一带。

[2] 草木香：影射中药“木香”。

[3] 雨余凉：影射中药“禹余粮”。

[4] 泉石膏肓吾已甚：爱好泉石有如膏肓之疾，不可改变。石膏，中药名。

[5] 提防风月费篇章：要提防因好风月而耗神写作。防风，中药名。

孤负寻常山简醉[6]，独自，故应知子草玄忙[7]。湖海早知身汗漫[8]，谁伴？只甘松竹共凄凉[9]。

[6] 孤负寻常山简醉：指不能像山简一样随意醉游。山简，即山季伦，西晋时任荆州（今湖北江陵）刺史。常山，药名。孤负，同“辜负”。

[7] 故应知子草玄忙：西汉杨雄闭门草拟“太玄经”，名著一时。知子，指中药“栀子”。

[8] 海早：中药“海藻”。汗漫：无拘束的样子。

[9] 只甘松竹共凄凉：只愿与松竹结伴过着凄凉的隐逸生活。甘松，中药名。

定风波·再和前韵药名

仄月高寒水石[10]乡，倚空青[11]碧对禅房[12]。白发自怜心[13]似铁，风月，使君子[14]细与平章[15]。

[10] 仄月：斜月。寒水石：中药名。

[11] 空青：中药名。

[12] 禅房：寺院。

[13] 怜心：影射中药“莲子心”。

[14] 使君子：中药名。

[15] 平章：评论。

平昔生涯筇竹[16]杖，来往，却惭沙鸟[17]笑人忙。便好剩留黄绢句[18]，谁赋？银钩小草[19]晚天凉。

[16] 筇（qióng）竹：竹名，可作手杖。

[17] 沙鸟：沙鸥，水鸟。

[18] 剩留黄绢（juàn）句：《世说新语·捷悟》，魏武（曹操）尝过曹娥碑下，杨修从，碑背上见题“黄绢幼妇，外孙齑臼”八字。修解曰：黄绢，色丝也，于字为“绝”；幼妇，少女也，于字为“妙”；外孙，女子也，于字为“好”；齑臼，受辛也，于字为“辤（辞）”，所谓“绝妙好辞”也。留黄，影射中药“硫黄”。

[19] 银钩小草：晋王羲之的草书被称为“铁画银钩”。小草，中药远志苗名“小草”。

巩固练习

一、选择题

1. “膏肓”的意思是（　　）。

A. 名词作状语，如病入膏肓一样　　B. 膏药

C. 荒芜　　D. 石膏

2. “汗漫”的意思是（　　）。

A. 散漫　　B. 汗涔涔的样子

C. 无拘无束的样子　　D. 漫步

3. “使君子细与平章”中“平章”的意思是（　　）。

A. 评论　　B. 延续　　C. 平复　　D. 文字

4. “却惭沙鸟笑人忙”中“惭”的意思是（　　）。

A. 惭愧　　B. 害怕　　C. 可怜　　D. 残忍

二、翻译题

1. 提防风月费篇章。

2. 孤负寻常山简醉，独自，故应知子草玄忙。

3. 只甘松竹共凄凉。

4. 白发自怜心似铁，风月，使君子细与平章。

5. 却惭沙鸟笑人忙。

三、问答题

这两首词中涉及的药物有什么功效，两首词分别表达了词人什么思想感情？

资料链接

云母屏开，珍珠帘闭，防风吹散沉香。离情抑郁，金缕织硫黄。柏影桂枝交映，从容起、弄水银塘。连翘首，掠过半夏，凉透薄荷裳。一钩藤上月，寻常山夜，梦宿沙场。早已轻粉黛，独活空房。欲续断弦未得，乌头白、最苦参商。当归也，茱萸熟，地老菊花黄。

（辛弃疾《满庭芳·静夜思》）

探究活动

以“宋词中的中草药”为主题，抄写相关宋词，手绘中草药配图，在班级文化墙上展示。

诗二首

学习目标

1. 解释诗中重点字词，分析诗人的思想情感。
2. 探究诗中典故的作用。

文章导读

选自《文天祥诗集校笺》，中华书局2017年版。作者文天祥（公元1236—公元1283年），初名云孙，字宋瑞，又字履善。道号浮休道人、文山。江西吉州庐陵（今江西省吉安市青原区富田镇）人，南宋末政治家、文学家，爱国诗人，抗元名臣、民族英雄，与陆秀夫、张世杰并称为“宋末三杰”。著有《文山诗集》《指南录》《指南后录》《正气歌》等。

重点字词

折臂伤、出色、弄春、徂南、羁羽、鹊经

和朱松坡

问题磁场

思考诗中引用典故的作用。

学医未至大医王[1]，笑杀年年折臂伤[2]。屏里江山如出色，亭皋[3]松菊已成行。细参不语禅三昧[4]，静对无弦琴[5]一张。多谢岭头诗寄我[6]，满园梅意弄春光[7]。

[1] 大医王：佛教菩萨名，能治身疾和心疾。这里泛指医病的高手。

[2] 折臂伤：“三折肱而成良医”，本以喻医生阅历之可贵。这里指学医不精，虽年年折臂，只令人发笑而已。

[3] 亭皋（gāo）：水边的亭台。皋，水边的高地。

[4] 参禅：佛家用静坐的方法去悟道叫“参禅”。三昧，佛家语，梵文音译，又译作“三摩地”，意为“正定”，有“精义”“妙道”的意思。

[5] 无弦琴：《晋书·陶渊明传》中提到“渊明性不解音

而蓄无弦琴一张，每朋酒之会，则抚而和之曰：‘但识琴中趣，何劳弦上声。’”虽琴无弦，只要内心有其旋律，抒发心中所感，有没有发出琴声，又有什么关系呢？

[6] 多谢岭头诗寄我：相传陆凯与范晔交好，自江南寄梅花一枝于范晔，并附诗“折花逢驿使，寄与陇头人。江南无所有，聊赠一枝春”。

[7] 弄春光：春日弄姿。

赠蜀医钟正甫

炎皇览众草[8]，异种多西州[9]。为君望峨岷，使我泪双流。向来秦越人，朝洛夕邯郸。子持鹊经[10]来，自西亦徂南[11]。江南有羁羽[12]，岂不怀故营。何当同皇风[13]，六气[14]和且平。

问题磁场

诗中提到了哪些人物？他们对中医药发展有何贡献？

[8] 炎皇览众草：指神农氏（炎皇）尝遍百草，发现药材。

[9] 西州：这里指四川。

[10] 鹊经：《难经》，相传为扁鹊所作。

[11] 徂（cú）南：到南边去。徂，往。

[12] 羁（jī）羽：被缚住的鸟，指作者自己。

[13] 何当同皇风：何时才能同享太平之治。

[14] 六气：阴、阳、风、雨、晦、明。风、寒、暑、湿、燥、火，亦称六气。

巩固练习

一、选择题

1.“屏里江山如出色”中“出色”的意思是（　　）。

A. 超出一般　B. 有特色的　C. 卖力　D. 多余

2.“羁羽”的意思是（　　）。

A. 不羁　B. 羽毛

C. 鸟类　D. 被缚住的鸟类，这里是指作者自己。

3.“徂南”的意思是（　　）。

A 自南　B. 往南边去　C. 找南方　D. 从南方来

二、翻译题

1. 学医未至大医王，笑杀年年折臂伤。

2. 多谢岭头诗寄我，满园梅意弄春光。

3. 何当同皇风，六气和且平。

三、问答题

1. 查找资料，阐述诗中引用典故的作用。

探究活动

诗中提到了哪些人物？请查找资料，并在网络学习平台上讨论他们对中医药学发展的贡献。

行医叹

学习目标

1. 解释文章重点字词，理解文章主旨。
2. 探讨文章观点的现实意义。

文章导读

选自《洄溪道情》，大新书局1935年版。该书收录了徐大椿诗歌九篇，该篇揭露了庸医害人的丑恶嘴脸。徐大椿（公元1693—公元1771年），原名大业，字灵胎，号洄溪，江苏吴江（今苏州吴江）人。是清乾隆时期的名医。大椿精勤于学，平生著述甚丰，皆其所评论阐发，如《医学源流论》（公元1757年）、《医贯砭》（公元1767年）、《兰台轨范》（公元1764年）、《慎疾刍言》（公元1767年）等，是中医史上千百年独见之医学评论大家。

重点字词

反约、狃、善食

叹无聊，便学医。唉，人命关天此事难知。救人心，做不得谋生计。不读方书半卷，只记药味几枚。无论臌膈风劳[1]、伤寒疟痢，一般的望闻问切，说是谈非。要入世投机，只打听近日时医，相[2]的是何方何味？试一试，偶然得效，倒觉希奇。试得不灵，更弄得无主意。若还死了，只说道：药不错，病难医。绝[3]多少单男独女，送多少高年父母，拆多少壮岁夫妻。不但分毫无罪，还要药本酬仪[4]。问你居心何忍？王法虽不及，天理实难欺。若果有救世真心，还望你读书明理。做不来宁可改业营生，免得阴诛冥击[5]。

问题磁场

探讨文章观点对现代人从医的启示。

[1] 臌（gǔ）膈（gé）风劳：臌，鼓胀。膈，噎膈。风，风邪。劳，是指五脏虚劳。

［2］相：看，这里有“使用”的意思。
［3］绝：断送。
［4］酬仪：报酬，礼物曰“仪”。
［5］阴诛冥击：死后受到阴谴，这是迷信的说法。

巩固练习

一、选择题

1. “绝多少单男独女”中“绝”的意思是（　　）。

A. 动词，断绝　B. 反过来约　C. 绝路　D. 绝对

2. “酬仪”的意思是（　　）。

A. 报酬，答谢　B. 劝酒　C. 交际往来　D. 实现

二、翻译题

1. 救人心，做不得谋生计。

2. 绝多少单男独女，送多少高年父母，拆多少壮岁夫妻。

3. 若果有救世真心，还望你读书明理。

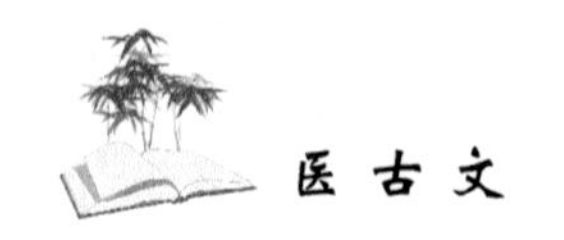

三、问答题

这篇文章抨击了怎样的从医行为？

资料链接

乾隆二十五年，文华殿大学士蒋文恪公患病，天子访海内名医，大司寇秦公首荐吴江徐灵胎。天子召入都，命视蒋公疾，先生奏疾不可治。上嘉其朴诚，欲留在京师效力。先生乞归田里，上许之。后二十年，上以中贵人有疾，再召入都。先生已七十九岁，自知衰矣，未必生还，乃率其子爔载楄柎以行，果至都三日而卒。天子惋惜之，赐帑金，命爔扶榇以归。呜呼！先生以吴下一诸生，两蒙圣天子蒲轮之征，巡抚司道到门速驾，闻者皆惊且羡，以为希世之荣。余，旧史官也，与先生有抚尘之好，急思采其奇方异术，奋笔书之，以垂医鉴而活苍生，仓猝不可得。今秋访爔于吴江，得其《自述》《纪略》，又访诸吴人之能道先生者，为之立传。

传曰：先生名大椿，字灵胎，晚自号洄溪老人。家本望族。祖釴，康熙十八年鸿词科翰林，纂修《明史》。先生生有异禀，聪强过人。凡星经、地志、九宫、音律，以至舞刀夺槊、勾卒、嬴越之法，靡不宣究，而尤长于医。每视人疾，穿穴膏肓，能呼肺腑与之作语。其用药也，神施鬼设，斩关夺隘，如周亚夫之军从天而下。诸岐黄家目瞠心骇，帖帖折服，而卒莫测其所以然。

芦墟迮耕石卧病，六日不食不言，目炯炯直视。先生曰："此阴阳相搏证也。"先投一剂，须臾目瞑能言；再饮以汤，竟跃然起。唶曰："余病危时，有红黑二人缠绕作祟，忽见黑人为雷震死，顷之，红人又为白虎衔去，是何祥也？"先生笑曰："雷震者，余所投出附子霹雳散也；白虎者，余所投天生白虎汤也。"迮惊，以为神。

张雨村儿生无皮，见者欲呕，将弃之。先生命以糯米作粉，糁其体，裹以绢，埋之土中，出其头，饮以乳，两昼夜而皮生。

任氏妇患风痹，两股如针刺。先生命作厚褥，遣强有力老妪抱持之，戒曰："任其颠扑叫号，不许放松，以汗出为度。"如其言，勿药而愈。

有拳师某，与人角伎，当胸受伤，气绝口闭。先生命覆卧之，奋拳击尻三下，遂吐黑血数升而愈。

先生长身广颡，音声如钟，白须伟然，一望而知为奇男子。少时留心经济之学，于东南水利尤所洞悉。雍正二年，当事大开塘河，估深六尺，傍塘岸起土。先生争之曰:“误矣！开太深则费重，淤泥易积，傍岸泥崩，则塘易倒。”大府是之。改缩浅短，离塘岸一丈八尺起土，工费省而塘保全。乾隆二十七年，江浙大水，苏抚庄公欲开震泽七十二港，以泄太湖下流。先生又争之曰:“误矣！震泽七十二港，非太湖之下流也。惟近城十余港，乃入江故道，此真下流所当开浚者。其余五十余港，长二百余里，两岸室庐坟墓以万计。如欲大开，费既重而伤民实多；且恐湖泥倒灌，旋开旋塞。此乃民间自浚之河，非当官应办之河也。”苏抚以其言入奏，天子是之。遂赋工属役，民不扰而工已竣。

先生隐于洄溪，矮屋百椽。有画眉泉，小桥流水，松竹铺纷。登楼则太湖奇峰鳞罗布列，如儿孙拱侍状。先生啸傲其间，望之疑真人之在天际也。所著有《难经经释》《医学源流》等书，凡六种。其中釽�利弊，剖析经络，将古今医书存其是，指其非，久行于世。

子爔，字榆村，傥荡有父风，能活人济物，以世其家。孙垣，乙卯举人，以诗受业随园门下。

赞曰:“纪称德成而先，艺成而后。似乎德重而艺轻。不知艺也者，德之精华也，德之不存，艺于何有？人但见先生艺精伎绝，而不知其平素之事亲孝，与人忠，葬枯粟乏，造修舆梁，见义必为，是据于德而后游于艺者也。宜其得心应手，驱遣鬼神。呜呼！岂偶然哉？（清·袁枚《徐灵胎先生传》）

探究活动

阅读资料链接，在网络学习平台上发表观点，讨论徐灵胎具备哪些可贵的精神品质以及对大家职业精神的培养有何意义？同时，教师可以组织同学们参观当地医学大家的展览馆或故居，感受他们的精神品质。

基础知识

修　　辞

修辞是指在语言使用过程中，通过修饰词句以增强表达效果的一种语言活动。中国古代典籍中，存在大量的修辞现象。随着语言的发展演变，修辞手法也不断丰富。所以，了解和掌握修辞规律，对扫除阅读障碍，准确理解医古文内涵有着重要的意义。在古代医学典籍中，常见的修辞手法有比喻、借代、讳饰、举隅、省略等。现举例进行分析。

一、比喻

当两个本质不同的事物存在相似之处，用一个事物来比拟另外一个事物，这种修辞手法称为比喻。比喻修辞主要有明喻、暗喻、借喻、博喻等。

（一）明喻

喻体、本体、比喻词如果同时出现，而且比喻词将具有某种共同特征的不相同事物连接起来，这种类型的比喻称为明喻。举例如下。

夫病已成而后药之，乱已成而后治之，譬犹渴而穿井，斗而铸锥，不亦晚乎。(《素问·四气调神大论》)

比喻危急时刻才做应对，已经来不及了。

精神之于形骸，犹国之有君也。(《养生论》)

将比较抽象的精神和形骸的关系，用具象的君主与国家的关系来进行比喻。

（二）暗喻

不出现喻词，只出现喻体和本体的比喻，称为暗喻。举例如下。

是故传经之邪，而先夺其未至，则所以断敌之要道也。(《用药如用兵论》)

用断敌之要道，比喻治未病的道理。

李唐后，有《千金》，《外台》继，重医林。后作者，渐浸淫。红紫色，郑卫音。(《医学三字经》)

用“红紫色”“郑卫音”比喻唐代之后一些质量差的作品。

（三）借喻

本体和喻词都不出现，只出现喻体的比喻，称为借喻。举例如下。

病方衰，则必穷其所之，更益精锐，所以捣其穴。（《用药如用兵论》）

比喻增加有效的药物，彻底根治疾病。

或益之以畎浍，而泄之以尾闾。（《养生论》）

“畎浍”比喻补益之少，“尾闾”比喻消耗之多。

（四）博喻

厥后博物称华，辨字称康，析宝玉称倚顿，亦仅仅晨星耳。（《本草纲目·序》）

连用对张华、嵇康、倚顿的才能的介绍，比喻像李时珍的医术一样高超的人才难得。

二、借代

当两个事物不相类似，却有着不可分离的关系。此时，用一个事物代替另外一个事物，这种修辞手法称为借代。中医典籍中，常有如下几种借代的形式。

（一）用事物特点代替事物本身

不知自古神圣，未有舍望闻问而独凭一脉者。（《难经》）

以“神圣”代指医术高明的医生。

（二）用作品的作者代替作品本身

熟读王叔和，不如临症多。（《儒林外史》）

以“王叔和”代替“医学典籍”。

（三）用事物的所在之处代替事物本身

夫一人向隅，满堂不乐。（《大医精诚》）

“满堂”代指“满堂之人”。

（四）用事物的材料代替事物本身

铅翰昭章，定群言之得失；丹青绮焕，备庶物之形容。（《新修本草·孔志约序》）

“铅翰”是指铅粉、毛笔等写字的工具，用来代指文章；“丹青”是指绘画中常出现的颜色，用来代指图画。

（五）特定和普通事物相互代替

骐骥不时有，天下未尝徒行；和扁不世，病者未尝徒死。（《求医诊脉说》）

“和扁”借代“良医”，这里以特定代指普通。

（六）具体和抽象事物相互代替

论言治寒以热，治热以寒，而方士不能废绳墨而更其道也。（《素问·至真要大论》）

“绳墨”是木工用来画直线的工具，这里代指“治疗法则”。

（七）部分和全体事物相互代替

小便白者，以下焦虚，有寒，不能制水，故令色白也。（《伤寒论·辨少阴病脉症并治》）

“下焦”代指“肾脏”。

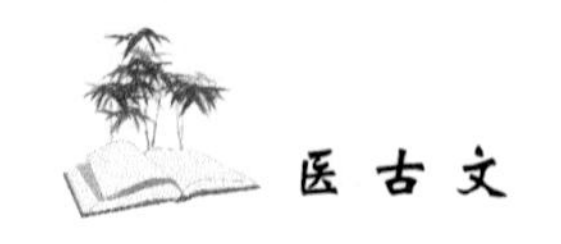

（八）原因和结果相代

太平之民与疮痍之民不同。（《伤饮食论》）

“疮痍”意为“创伤”，战争之后的民生凋敝之惨状。这里以结果代替原因。

三、讳饰

某些事情不适合直接说出来，采用委婉、曲折的方式来美化的手法，称为讳饰。主要有以下几种情况。

（一）委婉

古代，有些话直接讲出来有所顾忌，或者不同意对方观点又不适宜直接说出来时，可采用委婉的方式表达。举例如下。

劳师以袭远，非所闻也。（《左传》）

“不是我所听到过的事情”，意思是我不赞成这件事。

（二）避讳

古人等级观念很强，迷信思想很重，有很多忌讳，所以常采用一种迂回曲折的表现方法。举例如下。

刘子闲居，有负薪之忧。（《鉴药》）

“有负债的担忧”，这里指“患病”。

子之大父一瓢先生，医之不朽者也，高年不禄。（《与薛寿鱼书》）

“不禄”指“死”。

（三）谦敬

古代在奏章、书信、对话中，表示对人尊敬或者自己的谦卑，称为谦敬。举例如下。

窃尝思之：凡病必有证……有斯病必形斯候者也。（《医方集解·自序》）

“窃”表示自谦，体现了对人的尊敬。

故不揣荒陋，敢陈管见。（《局方发挥》）

这是关于品德、行事方面的谦辞。

（四）避讳

在我国古代，对于君主和师长的名讳，要避免直接说出或写出来，称为“避讳”。在古文献中，“避讳”的方法有改字、空字和缺笔三种。

1. 改字。

例如，秦代，称“楚国”为“荆”，是因秦庄襄王名子楚。再如，汉文帝名“恒”，故改“恒山”为“常山”，“姮娥”为“嫦娥”。又如，清代康熙皇帝名玄烨，故许多典籍中“玄”改为“元”。

2. 空字。

“空字”常用“某”或“□”。例如，《史记·孝文本纪》：“子某最长，请建以为太子。”某，是指汉文帝之子汉景帝启，因避讳而改称“某”。又如，“前侍幸□宅”。

3. 缺笔。

后人避孔丘讳，在书写“丘”字，少写一笔“丨”。清代避圣祖“玄烨”讳，写“玄”时，最后的“丶”不写。

四、举隅

举一义或局部之义而囊括其全部含义的一种修辞手法。这种修辞手法可以分为举此赅彼、举此见彼、举偏概全三类。

（一）举此赅彼

凡十一藏，取决于胆也。（《素问·六节藏象论》）

“十一藏”应该包括五脏六腑，合起来通称“藏”。

（二）举此见彼

冬则闭塞。闭塞者，用药而少针石也。（《素问·通评虚实论》）

“少（用）针石”见上文的“用药”，当为多用药的意思。

（三）举偏概全

而五味或爽，时味甘辛之节。（《新修本草·序》）

用“甘辛”概括“甘、辛、酸、苦、咸”五种味道。

研究性学习活动

传统医学流派调查

学习目的

1. 掌握调查研究的方法和要求，提高调查研究的能力。
2. 结合本单元学习，认识传统医学流派在中国医学史上的地位。
3. 在小组合作学习和分享学习成果的过程中培养团队精神。

学习指导

1. 组建小组，编制活动方案。

将全班分为若干小组，确定小组长。在组长的主持下，讨论本次活动的任务、目标、调查方式及责任分工；查阅相关资料，了解医派相关文化背景，确定调查对象和调查的主要内容，组长根据小组成员的讨论意见，起草本组的活动方案；小组成员对组长起草的方案再次进行讨论，完善活动方案。

2. 制定提纲，设计问卷。

根据确定的调查内容，小组成员讨论并制定调查提纲，设计调查问卷。

3. 进行调查。

可根据实际情况，采取不同的调查方式。如果采用座谈调查形式时，小组成员都必须认真做好记录。

4. 撰写调查报告。

小组成员对调查信息进行分析，用200字左右写出自己的认识，准备参加小组讨论。小组成员在讨论基础上对调查得到的材料进行分析，形成一致的调查结论，讨论确定调查报告的写作提纲，再经集体讨论形成定稿。

5. 班级活动。

每个学习活动小组选派一人向全班同学先介绍自己对地方医派的新认识，再代表小组汇报本组开展调查的基本情况和具体过程，介绍调查后小组形成的主要结论，并就小组之间的活动过程、撰写的调查报告进行相互评价和教师总结。

6. 成果展示。

小组将本次学习活动形成的调查报告张贴在教室里，供全班学习，并留下空白，以便同学们学习后进行留言评价。

学习评价

根据小组研究成果进行自评、互评和教师评价。

参考选题

1. XX 医派考察记。
2. XX 医派文献考。
3. XX 医派名医考。
4. XX 医派医学教育思想研究。
5. XX 医派的渊源。
6. XX 医派中的儒家文化。
7. XX 名医故居考察记。

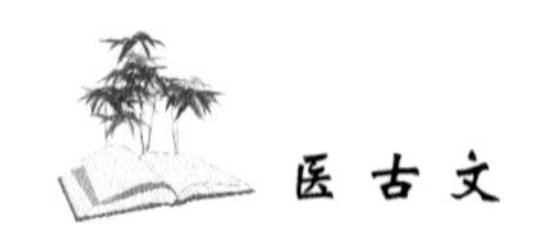

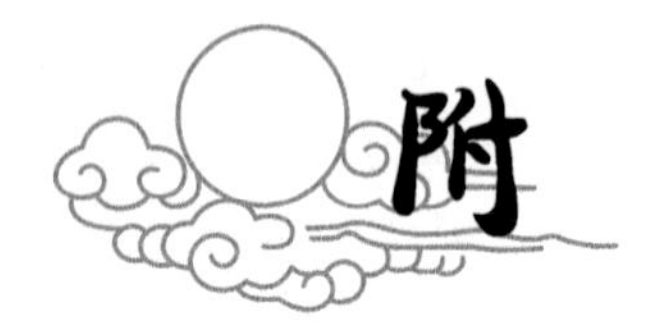

附　　录

研究性学习用表

附表1　课题研究/项目设计方案（开题报告）

<table>
<tr><td colspan="6">课题/项目题目：</td></tr>
<tr><td colspan="6">指导老师：　　　　　　　　　　组长：
成员：</td></tr>
<tr><td colspan="6">背景：</td></tr>
<tr><td colspan="6">目的与意义：</td></tr>
<tr><td colspan="6">目标：</td></tr>
<tr><td colspan="6">主导学科：　　　　　　　　　　相关学科：</td></tr>
<tr><td rowspan="10">具体研究计划</td><td rowspan="5">任务分工</td><td>任务</td><td>责任人</td><td>任务</td><td>责任人</td></tr>
<tr><td></td><td></td><td></td><td></td></tr>
<tr><td></td><td></td><td></td><td></td></tr>
<tr><td></td><td></td><td></td><td></td></tr>
<tr><td></td><td></td><td></td><td></td></tr>
<tr><td colspan="5">研究方法：□ 文献法　□ 调查法　□ 实验法　□ 制作法　□ 其他</td></tr>
<tr><td colspan="5">每一阶段的主要任务和目标：</td></tr>
<tr><td colspan="5">计划访问的校内、外专家：</td></tr>
<tr><td colspan="5">活动所需条件（如设备、器材、活动场地、经费及来源等）：</td></tr>
<tr><td colspan="5">预期成果展示的方式（如论文、调查报告、实验报告、图片资料、摄像资料、模型等）：</td></tr>
<tr><td colspan="6">指导老师意见：
签名：　　　　　年　　月　　日</td></tr>
</table>

附表 2　活动情况记录表

活动日期：____年____月____日　　活动地点：________________　　第____次活动

课题/项目名称：
参与活动的人员：
活动目的：
活动内容：
活动步骤设计及所需条件：
活动过程记录：
活动结果记录（解决的问题、得出的结论、出现的新问题等）：
活动的主要收获、体会：
指导老师意见： 签名：　　　　年　　月　　日

活动时间：____时____分至____时____分　　记录人签名：________，____年____月____日

附表3　访谈信息记录表

访谈日期：____年____月____日　　访谈地点：________________　　第____次访谈

<table>
<tr><td colspan="2">课题/项目名称：</td></tr>
<tr><td colspan="2">参加访谈的人员：</td></tr>
<tr><td>被访者有关信息</td><td>姓名：
单位、地址和邮编：
E-mail 地址：
职称（职务）：
专长（专业）：
办公室电话：
手机：</td></tr>
<tr><td colspan="2">访谈方式：☐ 电话　☐ 书信　☐ 面谈　☐ 网络　其他：</td></tr>
<tr><td colspan="2">访谈的问题：</td></tr>
<tr><td colspan="2">访谈记录：

记录人：</td></tr>
<tr><td colspan="2">被访谈者的结论（专家意见、建议）：

签名：　　　　年　　月　　日</td></tr>
<tr><td colspan="2">访谈结果与打算（是否达到目的、解决了哪些问题、有哪些收获和体会、还有哪些没有解决的问题、下次的任务等）：</td></tr>
<tr><td colspan="2">指导老师意见：

签名：　　　　年　　月　　日</td></tr>
</table>

访谈时间：____时____分至____时____分　　记录人签名：________，____年____月____日

附表4　考察和调查记录表

考察或调查日期：____年____月____日　地点：________________　第____次考察或调查

课题/项目名称：
参加考察或调查的人员：
考察或调查的对象和内容：
被调查或考察单位的评价或意见： 签名（章）：　　　　年　　月　　日
考察或调查过程和结果：
本次考察或调查的主要结论（若是问卷调查，请将统计表粘上）：
访谈结果与打算（是否达到目的、解决了哪些问题、有哪些收获和体会、还有哪些没有解决的问题、下次的任务等）：
指导老师意见： 签名：　　　　年　　月　　日

考察或调查时间：____时____分至____时____分　记录人签名：________，____年____月____日

附表5　结题报告

报告日期：____年____月____日

<table>
<tr><td colspan="4">课题/项目名称：</td></tr>
<tr><td>指导教师</td><td></td><td>班级</td><td></td></tr>
<tr><td rowspan="2">课题组
成员</td><td>课题组长</td><td colspan="2"></td></tr>
<tr><td>课题组员</td><td colspan="2"></td></tr>
<tr><td>选题的目的、
意义</td><td colspan="3"></td></tr>
<tr><td>本课题研究的
主要内容</td><td colspan="3"></td></tr>
<tr><td>研究方法、
手段、途径等</td><td colspan="3"></td></tr>
<tr><td>研究过程</td><td colspan="3"></td></tr>
<tr><td>研究结论</td><td colspan="3"></td></tr>
<tr><td>参考文献</td><td colspan="3"></td></tr>
<tr><td colspan="4">指导老师意见：

签名：　　　　　　年　　月　　日</td></tr>
</table>

附表 6　课题研究时间统计表

<table>
<tr><td colspan="4">课题/项目名称：</td></tr>
<tr><td>项目</td><td>活动次数</td><td>总时间
（____小时____分）</td><td>备注</td></tr>
<tr><td>小组讨论</td><td></td><td></td><td></td></tr>
<tr><td>资料查阅</td><td></td><td></td><td></td></tr>
<tr><td>外出调查</td><td></td><td></td><td></td></tr>
<tr><td>实验</td><td></td><td></td><td></td></tr>
<tr><td>项目设计</td><td></td><td></td><td></td></tr>
<tr><td>制作</td><td></td><td></td><td></td></tr>
<tr><td>开题报告</td><td></td><td></td><td></td></tr>
<tr><td>结题报告</td><td></td><td></td><td></td></tr>
<tr><td>合计</td><td></td><td></td><td></td></tr>
</table>

课题/项目开始时间：____年____月____日　　课题/项目结束时间：____年____月____日

统计日期：____年____月____日　　统计地点：____________，____年____月____日

统计者签名：____________________，____年____月____日

附表 7　方法和步骤阶段评估表

评分项（分数）	自我评分	同学评分	教师评分
查阅信息资料的途径和方法（0~4 分）			
处理信息的手段和效果（0~4 分）			
研究计划有分工（0~4 分）			
研究计划切实可行（0~4 分）			
课堂报告有准备（0~4 分）			
课堂报告人的陈述质量（0~4 分）			
课堂报告中媒体的使用效果（0~4 分）			
课堂报告答辩的质量（0~4 分）			
总分（0~20 分）			
评分人签名			
其他评议：			

记录人签名：________，____年____月____日

附表 8　研究性学习成果评审表

班级：　　　　组长：　　　　时间：　　　　年　　月　　日

名称						
组长			指导教师			
成员						
1. 研究成果书面报告					得分	
项目	评价等级	得分等级				得分
报告立意	独特好　一般　欠佳	18~20	14~16	8~12	0~6	
报告论述	科学　较科学　一般　欠佳	18~20	14~16	8~12	0~6	
报告材料	完整　较完整　一般　不完整	18~20	14~16	8~12	0~6	
社会实践意义	大　较大　一般　不完整	18~20	14~16	8~12	0~6	
电脑处理水平	高　较高　一般　没有	18~20	14~16	8~12	0~6	
2. 研究成果答辩	陈述得分		回答问题得分		总得分	
A. 陈述（10 分钟，实施过程，主要成果、观点、收获）						
项目	评价等级	得分等级				得分
条理	清楚　较清楚　一般　不清楚	18~20	14~16	8~12	0~6	
成果展示	好　较好　一般　不好	18~20	14~16	8~12	0~6	
手段准备	好　较好　一般　不好	9~10	7~8	4~6	0~3	
语态、仪表	好　较好　一般　不好	9~10	7~8	4~6	0~3	
B. 回答问题（5 分钟，成员都可以回答）						
项目	评价等级	得分等级				得分
应答能力	强　较强　一般　不强	18~20	14~16	8~12	0~6	
正确性	好　较好　一般　不好	9~10	7~8	4~6	0~3	
合作性	好　较好　一般　不好	9~10	7~8	4~6	0~3	
成果 综合评价	评委签名：